U0623520

中医食疗五十二讲

辛宝——编著

化学工业出版社
·北京·

本书以经典中医理论为基础,以现代营养学为参照,以模块形式讲解中医食疗的相关内容,共五十二讲,分别针对中医食疗理论、季节食疗、体质食疗、脏腑食疗等内容。本书在讲解如何利用日常食物进行防病治病,达到保健强身、防治疾病的同时,立足科学解读,对一些食疗误区和谣言进行引导,力图还原和构建中医食疗学整体学科框架,以了解食物的性能、配伍、制作、服法为实践目标,让读者能合理选择、制作食材,找到中医食疗践行之路。

图书在版编目(CIP)数据

中医食疗五十二讲 / 辛宝编著. —北京:化学工业出版社,2018.8(2025.10 重印)
ISBN 978-7-122-32549-5

Ⅰ.①中… Ⅱ.①辛… Ⅲ.①食物疗法
Ⅳ.①R247.1

中国版本图书馆 CIP 数据核字(2018)第 145347 号

责任编辑:李少华　　　　　　　　　装帧设计:尹琳琳
责任校对:王　静

出版发行:化学工业出版社(北京市东城区青年湖南街 13 号　邮政编码 100011)
印　　装:北京科印技术咨询服务有限公司数码印刷分部
710mm×1000mm　1/16　印张 12¼　字数 234 千字　2025 年 10 月北京第 1 版第 3 次印刷

购书咨询:010-64518888　售后服务:010-64518899
网　　址:http:// www.cip.com.cn
凡购买本书,如有缺损质量问题,本社销售中心负责调换。

定　　价:38.00 元

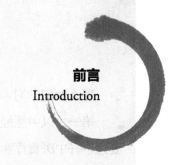

中医学历来极为重视饮食在养生和防治疾病中的重要作用，提出了许多饮食的原则和方法，张仲景《金匮要略·禽兽鱼虫禁忌并治》说："凡饮食滋味，以养于生，食之有妨，反能为害……若得宜则益体，害则成疾，以此致危。"食疗，即饮食疗法，是在中医理论指导下，有目的地调整饮食，注意饮食宜忌，合理地摄取食物，以防治疾病、增强健康、益寿延年的方法。本书以经典中医学理论为主导，以现代营养学为参照，讲述如何利用日常食物进行防病治病，达到保健强身、防治疾病的目的。同时立足科学解读，对一些食疗误区进行引导，力图还原和构建中医食疗学整体框架。

本书共分为六章，第一章是"食论"，主要介绍食疗的定义及特点，对食疗及相关概念进行解读，同时梳理食疗学历史脉络，从人类食疗实践的最早记载谈到现代食疗的发展应用，以及历代食疗学发展的代表人物及著作。第二章是"识食"，依据中医谷、蔬、果、肉的分类体系，对常见食物共性食疗特点进行介绍，同时重点针对因时、因地、因人制宜的三因制宜的食疗原则进行详细介绍，对不同季节、不同地区、不同体质的食疗进行了解读。第三章是"辨食"，介绍药食同源、药食同理、药食同功的中医食疗理论，特别说到了药物与食物的区别，寒热温凉四气理论、食物阴阳学说、五色五味理论及食物归经与升降浮沉的界定，从中医角度对食物本身、膳食结构等问题进行了解读。第四章是"食忌"，主要探讨饮食病因，帮助读者理性认识和理解中医饮食宜忌理论的分类，避免以讹传讹，盲信或者夸大忌口、发物等问题。第五章是"食治"，主要围绕疾病的中医食疗防治方法，在肿瘤、肥胖、感冒、失眠等方面中医食疗的临床应用等。第六章是"食制"，介绍食疗药膳如面点、膳菜、膏方、汁饮、茶疗、粥、药酒等常见食疗剂型的制作方法。

那么如何学习中医食疗学呢？首先要注意四个原则。

第一，以中医经典理论为基础。中医食疗学必须立足于中医学理论，要想学好中医食疗学，就要了解中医整体观念、辨证论治的基本特点，要熟悉中医的基本理论，所以学习前不妨先学习下中医学基础。第二，以现代营养学为参照系。中医食疗学发展到现在，必须以现代营养学作为参照系，两千多年前的古人知道猪肝可以治疗夜盲症，但他不知道原理是动物肝脏里富含维生素A，现代营养学的理论可以为中医食疗的理论和方法起到一定的说明作用。第三，注重中西古今的文化融合。从饮食文化层面说，中医食疗离不开饮食文化，饮食文化涵盖中西古今的知识体系，可以开拓我们的视野。同时我们也要认清楚，民俗文化不是纯粹的中医食疗，食疗是科学的，中医食疗也必须要有理论依据，那些民间饮食习俗或有中医思维在其中，但并不一定是正确的中医食疗观点。第四，中医食疗学必须以实践为关键。学好中医食疗，按照我们的说法，"要进得课堂，下得厨房，入得病房"，要好好结合实际的演练操作和临床实践，不断去丰富自己。

本书共设计了五十二个知识点的解读，每个知识点都有本节要点，大家要注意在学习前的理解，同时由于中医食疗学的学习不同于其他医学类课程，课程的内容比较分散，为了让大家更好地归纳复习，还在每个知识点后归纳了七言诗予以小结，并配以参考文献和附录材料供大家扩展学习。

当然，中医食疗学作为中医学科体系下的一个小学科，其体系还有待完善，正所谓"路漫漫其修远兮，吾将上下而求索"，中医食疗学还有着很多的不足和需要改进的地方，恳请各位读者提出意见和建议。

编者

2018年11月

目录 Contents

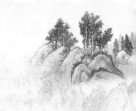

第一章
食论

=== **第一讲　食疗概念解读** ===

本节要点

◆ 中医食疗学的概念

◆ 中医食疗、食养和药膳的区别与联系

◆ 食疗与现代营养的区别与联系

中医食疗学的概念

什么是食疗，这个词从何而来，它又向何处而去？面对这个历史悠久，源远流长，距今至少已有3000年历史的中国特有的名词，它如何与现代人的健康需求以及临床治疗加以融合，它究竟与中医有着怎样千丝万缕的联系，在整个中医药宝库里占有何等的位置，这都是本节内容想为你解释和呈现的。

中医食疗学是在中医药理论指导下，研究食物的性能、配伍、制作和服法，以及在人体医疗保健中的作用及其应用规律的一门学科。它是中医学的重要组成部分，尤其在预防医学、康复医学、老年医学等领域中占有极其重要的地位。食疗的概念要从"食"字本身及其作用开始。饮食是人不可或缺的营养与能量来源，摄食也是人们的本能行为，中国文化中"民以食为天"的思想又让饮食与社会文化紧密相联。中医食疗学以中医学理论为指导，受中国饮食文化的影响，具有较为系统的民族与地方特色。

要学习中医食疗，首先要明确中医食疗的基本范畴和概念，其与食养和药膳的关系。其实食养、食疗与药膳均为中医术语，三者既有联系又有区别。

1.食养

食养即饮食营养，是通过调节正常的膳食营养也就是饮食调养达到养生保健的目的。食养的主要意义在于均衡饮食，保持健康。中医历代医家都十分强调饮食调养的重要性。《素问·五常政大论》指出："谷肉果菜，食养尽之，无使过之，伤其正也。"

食养的原则首先强调饮食不偏。《素问·脏气法时论》指出："五谷为养，五果为助，五畜为益，五菜为充，气味合而服之，以补精益气。"说明各种食物合理搭配方能扶助人体正气。这和现代营养学提出的平衡膳食、合理营养的要求是一致的。

其次，食养还强调饮食有节。《素问·上古天真论》云："知其道者，法于阴阳，和于术数，饮食有节，起居有常，不妄作劳，故能形与神俱，而尽终其天年，度百岁乃去。"指出了饮食有节与健康长寿的关系。饮食要有节制，不可贪食过饱，"饮食自倍，肠胃乃伤"（《素问·痹论》）。不过食膏粱厚味和醇酒肥甘，如"膏粱之变，足生大疔"（《素问·生气通天论》），"肥者令人内热，甘者令人中满"（《素问·病能论》），《韩非子·杨权》说："夫香美脆味，厚酒肥肉，甘口而病形。"

再次，中医食养还强调饮食生熟冷热有度。《灵枢·师传》篇指出："食饮者，热无灼灼，寒无沧沧，寒温中适，故气将持，乃不致邪僻也"。四是饮食营养要适应环境，要因时、因地、因人而异，《素问·四气调神大论》有云："春食凉，夏食寒，以养于阳；秋食温，冬食热，以养于阴"。元代忽思慧在其《饮膳正要》中说："春气温，宜食麦以凉之；夏气热，宜食菽以寒之；秋气燥，宜食麻以润其燥；冬气寒，宜食黍以热性治其寒"。强调饮食要符合四时气候变化的自然规律，这与现代营养学提出的营养素的供给量要根据气候、地区、劳动强度及生理特点等因素的变化而有所不同，使人体的能量代谢和物质代谢与外界环境达到平衡，以维持人体健康的观点基本一致。

2. 食疗

食疗即饮食疗法，是指在中医理论指导下，结合现代营养学知识，利用食物的特性或调节膳食中的营养成分，以治疗疾病、恢复人体健康为目的的一种中医传统疗法。食疗与食养的不同点在于，食养关注的是非疾病状态的膳食营养，而食疗是在人体有病或不健康的状态下，有一定治疗目的地调整饮食的方法。只不过现在中医食疗的概念范畴中，食养与食疗统合在了一起，这个问题需要探讨。

3. 药膳

药膳不是食疗的全部，药膳是以辅助治疗某些疾病为目的，依据中医学辨证施治的原则在膳食中加入一定的中药做成菜肴或其他类型的食物。这是将药物治疗和饮食营养治疗结合在一起，以达到治疗疾病、恢复健康的目的。药膳与食疗的根本区别是药膳是食疗的表现形式，而食疗是一种系统的治疗理念。药膳在膳食中加入了一定的药剂，而药剂有一定的适应范围和规定的使用剂量，传统的药膳应用将逐渐被规范的应用药膳标准所取代，因此药膳要在医生的指导下服用；

药膳不等于单纯的中药加膳食，需要专业的人员辨证并制作。药膳是中医辨证论治的结果，不是简单的膳食。

随着科学技术水平的提高和营养科学的进一步发展，以食物为基础的中医食疗学的现代解读和发展离不开营养学，但营养学与中医食疗学是有一定的区别的。中医食疗学是从食物的整体作用角度出发，更注重食物在人体作用的体现，食疗的本质是调节饮食，促进整体饮食均衡，机体康健是其追求的主要目标。而营养学重在从食品的物质含量等角度出发，重视成分分析对比，调节营养成分均衡为其治疗的原理。就像看到一个苹果，现代营养学是从营养素角度更多关注这个苹果里水分、维生素、膳食纤维的含量是多少，而食疗学是从中医药食理论出发，看的是苹果的性味、归经及其进入到人体的效用如何，两者的区别其实还是两种医学思维、两种治疗体系的区别。

食疗小贴士

药膳的最早记载是在《后汉书·列女传》吗？

我国自文字出现以后，甲骨文与金文中就已经有了"药"字与"膳"字。而将"药"字与"膳"字连起来使用，形成"药膳"这个词，则最早见于《后汉书·列女传》。其中有"母亲调药膳，思情笃密"这样的字句。《宋史·张观传》还有"蚤起奉药膳"的记载。但是这些记载只是提示，至少在一千多年前，我国已出现"药"与"膳"字并用而名的历史，并不是说在《后汉书》的成书时代就有了药膳这一中医特有的剂型应用，在《后汉书》"药膳"一词出现之前，我国的古代典籍中，已出现了有关制作和应用药膳的记载，所以"药膳"一词的出现并不是说那个时候才开始有药膳，真正的药膳应该出现得更早。不过关于药膳的定义和说法，还需要做更多的考据。

本节小结

食疗药膳各不同，食疗重在食为先。食养三要须注意，传统现代有结合。

食医小试

中医食疗、食养与药膳的区别与联系是什么？

第二讲　中医食疗学的特点

本节要点

◈ 中医食疗学的特点

◈ 中医食疗学特点的解读

以中医的整体观、辨证观基本特点为基础，中医食疗学有着整体性原则、辨证性原则、安全性、有效性、应用广泛、易于接受、综合干预等特点，值得我们应用推广。

一、整体性

中医食疗学的整体性包括三个内容。一是强调食物的整体性。中医学与现代营养学不同，它不关注食物里的营养素及相关成分，不侧重成分分析对比，认为食物是一个整体，食疗学是从食物的整体作用角度出发，重视人体作用的体现，调节饮食的整体均衡，促进机体健康是其本质。二是中医学还强调人是一个整体，必须考量各个脏腑的整体协调，而非单纯地关注某个脏器的功能。三是中医食疗学的整体性原则，同时还强调人和外部环境的整体性，比如人和自然界是一个整体，在不同的季节（气候）等情况下，人的饮食也需要做出调整，正如孔子所说的"不时，不食"，即不是这个时节的东西不宜食用。民间所谓的"冬吃萝卜夏吃姜，不用医生开药方"，也是这种方法的体现。从饮食上来说，人和社会是一个整体，饮食结构（饮食的搭配）；饮食行为（饮食的过程）；饮食消费（饮食的选择）都与健康（食疗）有着密切的联系。

中医食疗整体的体现就是综合干预。我们认为中医食疗的核心就是饮食的健康管理，中医食疗可以告诉你为什么吃（三级饮食防治体系）；我们吃什么（识食与辨食），以及我们如何吃（饮食行为、生活方式、心理干预），这是食疗非常重要的特点。

二、辨证性

根据不同病情、证候、体质等情况，加以辨证分析，有区别地选择食物，辨证施食（包括施治、施药、施食）是中医食疗学上的一大特征。中医学认为，疾病发生发展的全过程是呈动态变化的，一种疾病可随病因、体质、年龄、气候、地域或发展阶段等因素的变化，表现为不同的证。所谓辨证施食，即指根据不同的病症来选配食物的方法。

因此，在疾病治疗过程中，食物的选配应在辨证施食的原则下进行，如虚证宜用补益之品，实证宜用祛邪之品，表证宜用发散之品，里实证宜用通泄之品，里寒证宜用温里之品，里热证宜用清泄之品。

针对一种疾病，在临床上表现出的多种不同的证，在选择食物时亦有差别。如患泄泻，属湿热内蕴证，宜食马齿苋；属食积中焦证，宜食山楂、萝卜；属脾胃虚弱证，宜食莲子、藕，也就是说，选择食物重点也要根据其所对应的证，而不是简单的饮食宜忌。

三、安全性

食疗的选择基础大多数是对人体有营养作用的食物，如果排除食品污染的问题，都具备安全性这一特点。按照医家的说法，即便是辨证不准确，食物也不会给人体带来太大的危害。正如名医张锡纯在《医学衷中参西录》中所说，"食疗病人服之，不但疗病，并可充饥，不但充饥，更可适口，用之对症，病自渐愈，即不对症，亦无他患"。当然"生病起于过用"，食物对人体的作用也是多方面的，虽然食物对于人体而言，经历人类漫长的饮食过程，具备安全性这一特点，但我们也要考虑到饮食的数量、卫生及与其他食物成分之间的相互关系等，以均衡、适宜为标准合理地选择食物。

四、有效性

食疗有效性的例子非常多，无论是古代医家利用单个食材治疗营养缺乏疾病，比如晋代葛洪（《肘后救卒方》）用海藻酒治疗瘿病（也就是常说的缺碘引起的甲状腺肿大）、用羊肝治雀夜盲（也就是维生素A缺乏）等，还是到近现代医家在临床施用食疗，比如近代中西医结合大家张锡纯，用薯蓣粥、薯蓣鸡子黄粥等治疗疾病，薯蓣即山药，鸡子黄即鸡蛋黄，张锡纯在《医学衷中参西录》中记载了方子和案例，方中所用山药为药房的生怀山药（一斤，轧细过罗），"上药一味，每服用药七八钱，或至一两。和凉水调入锅内，置炉上，不住以箸搅之，两三沸即成粥服之。若小儿服，或少调以白糖亦可"，直到现在我们还在临床施用，可见食疗确实是有效果的。就食物的有效性而言，除了食材的选择，其实还包括了食物的制作过程、食物的搭配及长期服用等因素，是需要进行研究和验证的。

五、应用广泛

食物疗法适应范围较广泛，主要针对亚健康人群，其次才是患者，作为药物或其他治疗措施的辅助手段，随着日常饮食生活自然地被接受。药补不如食补，在老百姓的意识中，以食为药胜过以药为食，这也是为什么食疗喜闻乐见，被老百姓接受的原因。从这种易接受性来讲，除了食疗的有效作用外，也有中国文化因素的影响，当然这种文化因素对中医食疗的发展促进是有着积极意义的。

✿ 食疗小贴士

汤液的应用历史

随着火的利用，能被人利用的食物品种日益增多，烹调技术便受到重视。汤液始于伊尹的传说就是在这样的历史条件下产生的。《资治通鉴》云："伊尹佐汤伐桀，放太甲于桐宫，悯生民之疾苦，作汤液本草，明寒热温凉之性，苦辛甘咸淡之味，轻清重浊，阴阳升降，走十二经络表里之宜，今医言药性，皆祖伊尹。"有了较为丰富的食物和火，就可以加以烹调，配制为各种汤液。伊尹为商汤的宰相，精于烹调。在《吕氏春秋·本味篇》中，引伊尹和商汤的谈话时，就讲了许多烹调问题，其中就有"阳朴之姜，招摇之桂"的话。姜桂既是佳肴中的调味品，也是发汗解表的常用药物。所以有人认为"桂枝汤"是从烹调里分出来的最古老处方之一，因"桂枝汤"中的五味药如桂枝、白芍、甘草、生姜、大枣都是厨房里的调味品。

✿ 本节小结

中医食疗重整体，辨证施膳特点多。安全有效应用广，综合管理才有效。

✿ 食医小试

中医食疗学有哪些特点？

✿ 参考文献

[1]谭兴贵，谭楣. 论中医饮食文化的科学性[A]. 中国香港世界中联第三届药膳食疗国际学术大会暨世界中联药膳食疗研究专业委员会第三届学术年会，2012.

[2]高艺萍，张铭舒，毕立雄. 中国传统饮食文化中的中医哲学思想. 中国保健营养（中旬刊），2013（12）.

第三讲 食疗历史趣谈

本节要点

◈ 最早的食疗是从什么时候开始的

◈ 最早的"营养师"是在什么时候出现的

◈ 最早的食疗记载有哪些

一、食疗的发展史

中医食疗有很多有趣的历史，徜徉在人类历史长河中，我们其实会发现很多有趣的食疗历史，为后续中医食疗理论和应用体系的形成、食疗的临床应用都打下了基础。最早的食疗是从什么时候开始的呢？

远古时期，人类在生存与繁衍的过程中，发现并总结出许多食物既可饱腹充饥，又能治疗疾病，而这些食物在后续的演进过程中一部分就成为了药物，所以中医有"药食同源"的说法，最早的食疗与药食同源是分不开的。

最早的食疗其实就是人类饮食进化历史中从食物生食到熟食这个过程，古书记载："燧人氏钻木取火，炮生为熟，令人无腹疾，有异于禽兽"，由生食到熟食，避免了食品污染的威胁，缩短了消化食物的过程，减少了胃肠道疾病，扩大了食物的范围，使人们能够得到更多的营养，增强了体质，促进了智力发展，还治愈了许多疾病。这可以说也是一种食疗，这对人类生存与健康发挥着重要作用。

二、食疗师的出现

周代，生产力得到较快的发展，各行各业的分工也更细。据《周礼·天官》记载，医生又称医工，将其分为4种，即食医、疾医、疡医、兽医（见图1）。食医的地位最高，需要其他医士/膳夫（膳夫类似于现在的配餐员、营养厨师）等支持其工作。另外，食医的任务是根据当时帝王的身体状况，随时调配膳食，选用珍禽异兽、鲜果时蔬，与各种高级滋补药物一起，烹饪制成色香味俱美的佳肴，供帝王食用，掌和着王之六食、六饮、六膳、百羞、百酱、八珍之齐，另外食医也具备很高超的烹饪技术搭配技巧：牛肉宜与稌（粳米）搭配；羊肉宜与黍米搭配；猪肉宜与高粱米搭配；狗肉宜与粟米搭配；雁肉宜与麦子搭配；鱼肉宜与菰搭配（菰即瓜类植物的果实）。肉类与植物类的食物搭配有益于人体的健康，疾医掌养万民之疾病，可用"五味、五谷、五药养其病"。这说明用五味与五谷从饮食方面治疗疾病，是当时治病的首选方法，可见古人对食疗的重视程度。另外，周朝还设有检查监督饮食卫生的"内饔"官职，"辨腥臊膻香之不可食者"，以确保饮食清洁卫生，对中医食疗也有积极意义。

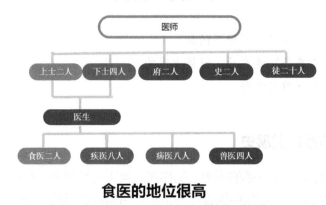

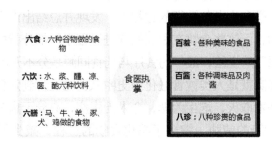

图1 周代医官关系示意

　　早在殷商时代，宰相伊尹著有《汤液经》一书，记录了采用烹调技术，制药疗疾的过程。《吕氏春秋·本味篇》，记载了伊尹和商汤谈及"调和之事，必以甘酸苦辛咸，先后多少，其齐甚微，皆有自起。"又载"阳朴之姜，招摇之桂"。不仅阐述了烹调技艺，而且还指出了姜、桂既是食物，又是药物，不仅为调味佳品，而且又可辛温发散风寒、宣通阳气、温胃止呕。《山海经》一书中，记有药品110余种，其中不少既是食物，也是药物。在湖南马王堆三号汉墓出土的《五十二病方》中记载50余种疾病，有一半左右，可行食疗。书中方载247种药品，其中属于食物者共计61种，约占全部药品数的1/4，如乳汁、蜜、猪脂、牛脂、食盐等。书中载青粱米粥治蛇伤，是最早的粥疗来源。

　　"善言天者，必有验于人，善言古者，必有验于今"，历史告诉我们，人类在与大自然和谐共存的进化过程中，在去除疾病、维护健康的生命保卫过程中，已经把食疗的智慧和社会生活融合到了一起。所以中医食疗的学习，需要言古言今，找寻现代中医食疗可借鉴之处，更好地发展这一中华民族重要的文化及健康财富，志为食医，不应该是一句口号，而更多的应该成为行动，共同努力发掘并且学习及应用中医食疗的历史经验。

🏵 食疗小贴士

最早的营养师——食医的来历

"食医"这一名称，出自《周礼·天官·冢宰》，书中在主管医疗卫生的官员下设了四种不同职责的医官；食医、疾医（内科医生）、疡医（外科医生）、兽医。食医负责调配王室贵族饮食的寒温、滋味、营养等，相当于现代的营养师。"食医掌和王之六食、六饮、六膳、百羞、百酱、八珍之齐"，由两个"中士"担任。后来医事分科越来越细，到元代分为十三科，虽然没再设"食医"这个科目，但食养、食疗已经为广大医务人员所接受，其中的方法也融入了各科的治疗与保健中。清代著名医家徐大椿在《医学源流论·用药如用兵》一文中，指出："圣人之所以全民生也，五谷为养，五果为助，五畜为益，五菜为充，而毒药则以之攻邪。"意思为圣人用来保全人民生命的健康的方法是：用主食作营养品，用水果作辅助品，用肉类作补品，用蔬菜作充养品，而药物是用来治疗疾病的。这就比较全面地介绍了饮食的养生保健的内容与作用。现代生活中，人们越来越认识到饮食养生保健的重要，食疗也出现了从未有过的大普及。医院有营养医师，药膳房有药膳师，宾馆、酒店有厨师，而各家各户都有主管操持饮食的人，他们所关注的不再只是"吃饱"，而是要"吃好"。所以食疗已经普及到了普通大众，再也不是天子王侯们膳食房和食医的专利了。

🏵 本节小结

自古食疗有历史，庖生为熟即开始。周代食疗有官制，我辈志在做食医。

🏵 食医小试

在古代，食医起着怎样的作用？

第四讲　那些会说话的食疗经典

本节要点

◈ 食疗文化源流
◈ 历代中医学食疗著作

秦汉以后，中医食疗有了进一步的发展，食疗专著不断出现。魏武帝曹操曾立"食制"，亲自撰写《四时御食制》一书。南北朝时期，崔浩著有《食经》，刘休著有《食方》，诸葛颖著《淮南王食经》，东晋张湛撰《养生要集》。晋代葛洪在其《肘后备急方》中记载，可以用豆类、牛羊奶等来治疗脚气病。并首先记载用海藻酒治瘿病（甲状腺肿）以及用猪胰治消渴病（糖尿病）。据《隋书·经籍志》所载，在隋以前，有关食疗的专书有27种，但多已亡佚。

隋唐时期，以孙思邈的《千金要方》为代表，丰富和发展了食疗内容。《千金要方》中专列"食治篇"，收载食物150余种，分果实、菜蔬、谷米、鸟兽四门论述，还载有许多关于食疗的学术思想和药膳方剂。例如提出动物肝脏能治疗夜盲症；海藻、昆布能治疗瘿瘰；猪胰能治疗消渴病；赤小豆、薏苡仁、麦谷皮等能治疗脚气病。并在书中专列食疗专章，是我国现存较早的食疗专篇。孙思邈指出："夫为医者，当须先洞晓病源，知其所犯，以食治之，食疗不愈，然后命药"。"若能用食平疴，适性遣疾者，可谓良工"。孙思邈的弟子孟诜，总结唐以前中医食疗的成果，著成《食疗本草》，共载食物药241种，是我国第一部食疗学专著。

宋代以食物防治疾病已很普遍，且有进一步发展。王怀隐编的《太平圣惠方》中记载28种疾病都有食治方法。其中以药粥食疗为重要方法，如治咳嗽用杏仁粥，治水肿用鲤鱼粥或黑豆粥等。《圣济总录》专设食治一门，共有30条，详述各病的食治方法。金元时期医家李杲极力提倡营养疗法的重要，主张用甘温一类药如人参、黄芪等补养脾胃，培补元气，著有《脾胃论》一书。张从正在其《儒门事亲》书中，主张食养补虚，提出"养生当论食补""精血不足当补之以食"。这一时期还出现了一些养生专著，如邹铉在宋代陈直《养老奉亲书》的基础上增编的《奉亲养老新书》，记载食疗方162首，对老年食疗保健贡献很大。元代饮膳太医忽思慧所著《饮膳正要》，全书共分五卷，第一卷讲"养生避忌""饮酒避忌""妊娠食忌"等，列举了一般饮食习惯与饮食宜忌；第二卷讲"诸般汤煎"及"食疗诸病"等，共载食疗方61首；第三卷讲米谷品、兽品、禽品、鱼品、果品、菜品、料物等共200多种食品的性味、功用、主治，且绘有图谱，该书内容全面丰富，是一部较完善的饮食营养学专著。明代朱辅主编的《救荒本草》，载有400多种可食用野菜的性味及食用方法，扩大了野菜的食用范围。高濂的《遵生八笺》记载了各种食物的制作方法，其中汤类32种，粥类35种。李时珍的《本草纲目》收载药物1892种，其中食物518种并记载了各种日常食物如豆腐、米糕、酥等的制作和颐养作用，该书极大地扩充了食治食物中药的品种，发展了食疗学。

清代食疗学受到医家的普遍重视，问世著作较多，如沈李龙的《食物本草荟纂》、王孟英的《随息居饮食谱》、费伯雄的《食鉴本草》、尤乘的《食治秘方》、陈修园的《食物秘书》等。另外其他医家如叶天士的《温热论》、赵学敏的《串雅内编》、章杏云的《调疾饮食辨》等著作中皆载有食疗的内容。

新中国成立后，中医食疗学得到长足发展，更多的食疗学专著问世，有代表性的有钱伯文等主编的《中国食疗学》，施奠邦主编的《中国食疗营养学》，施杞、夏翔主编的《中国食疗大全》，姜超主编的《实用中医营养学》。特别是近年来用中西医结合的方法研究食疗，取得了不少新的研究成果。

✿ 食疗小贴士

历代食疗及相关著作精选书单

[1]吕不韦等（战国）．《吕氏春秋·本味篇》．中国商业出版社，1983.

[2]张仲景（东汉）．《伤寒论》．人民卫生出版社，2005.

[3]张仲景（东汉）．《金匮要略》．人民卫生出版社，2005.

[4]贾思勰（南北朝）．《齐民要术》．中国商业出版社，1984.

[5]陶弘景（南北朝）．《养性延命录》．中华书局，2011.

[6]谢讽（隋）．《食经》（现已亡佚）．

[7]陆羽（唐）．《茶经》．中华书局，2010.

[8]孟诜著，张鼎增补（唐）．《食疗本草》．中国商业出版社，1992.

[9]孙思邈（唐），忽思慧（元）．《千金食治》．中国商业出版社，1985.

[10]陶谷（宋）．《清异录》．中国商业出版社，1985.

[11]陈达叟（宋）．《本心斋蔬食谱》．中华书局，1985.

[12]李昉等（宋）．《太平御览：饮食部》．中国商业出版社，1993.

[13]林洪（宋）．《山家清供》．中华书局，2013.

[14]陈直（宋）著，邹铉（元）增补．《寿亲养老新书》．人民卫生出版社，2007.

[15]李东垣（金）．《脾胃论》．人民卫生出版社，2005.

[16]李东垣（金）．《兰室秘藏》．人民卫生出版社，2005.

[17]李东垣（金）．《内外伤辨惑论》．人民卫生出版社，2007.

[18]贾铭（元）．《饮食须知》．山东画报出版社，2007.

[19]忽思慧（元）．《饮膳正要》．中国中医药出版社，2009.

[20]王好古（元）．《汤液本草》．中国中医药出版社，2008.

[21]李时珍（明）．《本草纲目》．中国书店，1988.

[22]高濂（明）．《遵生八笺》．甘肃文化出版社，2004.

[23]高濂（明）．《饮馔服食笺》．中国商业出版社，1985.

[24]王磐（明）．《野菜谱》．

[25]佚名（明）．《食物本草》．北京图书馆出版社，2007.

[26]朱橚（明）．《救荒本草校注》．中国农业出版社，2008.

[27]李中立（明）．《本草原始》．人民卫生出版社，2007.

[28]徐光启（明）．《农政全书》．上海古籍出版社，2011.

[29]袁枚（清）.《随园食单》. 中华书局，2010.

[30]夏曾传（清）.《随园食单补证》. 中国商业出版社，1994.

[31]潘荣陆，富察敦崇，查慎行，让廉（清）.《帝京岁时纪胜·燕京岁时记·人海记·京都风俗志》. 北京古籍出版社，2001.

[32]李渔（清）.《闲情偶寄：饮馔部》. 上海古籍出版社，2000.

[33]王士雄（清）.《随息居饮食谱》. 中国商业出版社，1985.

[34]佚名（清）.《调鼎集》. 中国商业出版社，1986.

[35]曹庭栋，黄云鹄（清）.《粥谱：二种》. 中国商业出版社，1986.

[36]薛宝辰（清）.《素食说略》. 中国商业出版社，1984.

[37]曹庭栋（清）.《老老恒言》（又名《养生笔记》）. 人民卫生出版社，2006.

[38]徐鼎（清）.《毛诗名物图说》. 清华大学出版社，2006.

[39]朱彝（清）.《食宪鸿秘》. 中国商业出版社，1985.

[40]章穆（清）.《调疾饮食辨》. 中医古籍出版社，1999.

[41]赵学敏（清）.《本草纲目拾遗》. 中国中医药出版社，1998.

✿ 本节小结

食疗书自秦汉起，药王千金启发端。纵览古来食医著，千古仁心传到今。

✿ 食医小试

试着阅读书目中的一本食疗古籍，并做出读书笔记。

✿ 参考文献

[1]林琦. 关于中医食疗古籍文献整理研究的思考[J]. 中医文献杂志，2009（5）：35-36.

[2]袁浩. 关于中医食疗古籍文献研究的思考[J]. 中国中医药信息杂志，1996，3（5）：44-45.

第五讲　张仲景食疗思想探讨

本节要点

◈ 张仲景简介
◈ 张仲景食疗思想和方法

一、张仲景简介

张仲景，东汉南阳人。著名医学家，被后人尊称为医圣。张仲景广泛收集医方，写出了传世巨著《伤寒杂病论》，后分为《伤寒论》和《金匮要略》两部分，是中医确立辨证论治法则的医学经典。

张仲景不仅在中医学历史上举足轻重，而且在《伤寒杂病论》中对饮食的论述，更是开创了中医食疗辨证论治的先河。整个著作中有关食疗法的条文约80余处，在《金匮要略》中还列有饮食禁忌专篇。全书运用的食物性药38种，组成的食疗方13首，70%的方中运用了食物性药，治疗疾病10余种。

二、张仲景食疗思想和方法

第一，注重饮食病因。

在《金匮要略·禽兽鱼虫禁忌并治》中张仲景说"所食之味，有与病相宜，有与身为害，若得宜则益体，害则成疾。"张仲景认识到饮食对于人体的双重性，十分强调恰当地运用饮食以健身祛病。他强调合理的饮食方法能强体愈疾，不良的饮食习惯伤人致病。在《金匮要略·脏腑经络先后病脉证》云"檗饪之邪从口入者，宿食也"，从而提出了"服食节其冷热苦酸辛甘"的饮食有节原则。张仲景还指出饮食方法必须因人、因地、因时选择，故在《金匮要略·禽兽鱼虫禁忌并治》云："春不食肝，夏不食心，秋不食肺，冬不食肾，四季不食脾。"又说"妇人妊娠，不可食兔肉、山羊肉及鳖……令子无声音。"这些说法虽有当时认识水平所限的影响，但也体现了中医学三因制宜的思想，食疗也需辨证认识。

第二，关注饮食禁忌问题。

张仲景关注病后禁忌，他认识到病后人体阴阳发生了变化，食有偏性，应做到因病选择。《金匮要略·禽兽鱼虫禁忌并治》云"羊肉，其有宿热者，不可食之"。因羊肉性热，患有热病者食后会增其热势，病人须注意。同时又提出在病后应少食生冷之品、禁食变质有毒之品，如"肉中有如米点者，不可食之""食冷物，冰人齿；食热物，勿饮冷水"（《金匮要略·禽兽鱼虫禁忌并治》）等，病后不可不禁。

第三，食疗应用广泛。

张仲景将食疗方法既用于外感诸症，又用于内伤杂病。凡因饮食失调所致疾病都可以运用食疗，其他原因所引起的病症，亦可以适当地选择使用。张仲景对食疗的运用，多选择甘温之品，以健脾益肺补肾；采用药食结合的方法，或单以食疗，或与它法合用；剂型以汤剂为主，也采用丸、散、膏、酊、栓等剂型。患病较轻的一类疾病，以饮食的改变和调理来达到邪去病愈的目的。《金匮要略·疟病》云"疟脉自弦……弦数者风发也，以饮食消息止之。"疟热伤津耗气，若能恰当地以甘寒的梨汁、蔗汁调理，可以有利病情好转。一般调理的食疗方法，主要是通过对病人饮或食的改变，来促进疾病的好转，或者与其他的方法配合达到祛邪愈病的目的，临床中运用颇多。

张仲景在其著作中，还用到了如米、大麦、小麦、赤小豆、粟米、饴糖、蜜、盐、酒、秫、鸡蛋、羊肉、猪肉、生姜、干姜、大枣等38种药食两用之品。张仲景以食药入方，依药性及病情的不同分为两种组方形式：一是单纯以食药组成可食可药的方剂；二是将药物与食药相合成方，以食药来促进药效，其中纯食疗方有13首。他还十分强调服药中及服药后的饮食调摄，如十枣汤服后强调"糜粥自养"，顾护脾胃防伤正气，对我们思考食疗与药疗在临床施用过程中如何进行配合都具有重要的指导意义。

第四，张仲景还强调食复。

食疗的运用应以少至多，遵循循序渐进的原则，切忌突然大养大补，防止饮食不当而诱发病复。服大建中汤后要求"当日食糜"，即示胃气初复，不可恣食。故张仲景在《金匮要略》后列食复专篇示人注意。后世吴又可受此影响，也十分强调热病后饮食的调理，"夫大病后……宜先与粥饮、次糊饮、次糜饮，循序渐进，切勿失其序。"这与现代临床营养支持的流程有异曲同工之妙。

张仲景作为奠定中医学辨证论治基础的苍生大医，其食疗思想和方法值得深入研究。

❀ 食疗小贴士

百合鸡子黄汤

【材料】百合50克，鸡蛋黄1枚。

【制作】将百合洗净，浸泡一晚，加清水400毫升，煎煮至200毫升，将鸡蛋黄搅匀倒入汤中即成。

【用法】一日分2次温服。

【功效】百合善滋阴润肺，清心安神。鸡蛋黄能养血滋阴，与百合煮汤，更能增强滋阴养血，清心安神的功效。

百合鸡子黄汤是张仲景《金匮要略》中的一张名方。用百合7枚，鸡蛋黄1

枚，白糖适量。百合脱瓣，清水浸泡一宿，待白沫出，去其水。放入锅中加清水，旺火烧沸后再改用文火煮约30分钟，然后加入鸡蛋黄搅匀，再沸，调以冰糖或白糖进食。

本品适用于百合病吐之后者，为治疗百合病的代表方。所谓"百合病"，现代医学并没有这个名词，古代医籍这样描述其症状：神情不宁，沉默少言，欲卧不能卧，欲食不能食。似寒无寒，似热无热。这些症状，其实在肿瘤患者中也是经常看到的。

✿ 本节小结

辨证论治出仲景，张师还重食疗方。食禁食复须注意，糜粥自养学问多。

✿ 食医小试

张仲景食疗思想的要点有哪些？

✿ 参考文献

[1]孙晓生，方志辉. 略谈张仲景食养食疗运用规律[J]. 新中医，2010，42（10）：9-10.

[2]董凤娣，王雅琴. 张仲景食疗思想初探[J]. 中医药学报，1993，（4）：2-5.

[3]范春. 张仲景的食疗观[J]. 国医论坛，2004，19（1）：7-9.

[4]杨汉辉. 张仲景食疗健胃法初探[J]. 中医函授通讯，1999，18（5）：4-5.

第六讲　孙思邈食疗养生漫谈

本节要点

◇ 孙思邈生平简介
◇ 孙思邈食疗思想
◇ 孙思邈食疗贡献

说到食疗，就不得不提唐代医家孙思邈，孙思邈是陕西耀州（现陕西铜川耀州人），他不仅医术高超，被称作药王，而且善于养生，按照正史记载他生于公元581年，卒于公元682年，活了101岁，寿逾百岁，这在当时的情况下是比较罕见的，这与他独有的食疗思想是分不开的。

孙思邈与食疗的紧密联系在于他首次提出了食疗的概念。在《千金方》中他指出"夫为医者，当须先洞病源，知其所犯，以食治之，食疗不愈，然后命药"，而且在《千金方》中并设"食治"专篇，指出："食能排邪而安脏腑，悦神爽志以资血气。若能用食平疴、释情遣疾者，可谓良工"，特别强调饮食的作用，说明饮食与心理调节的相关性。

孙思邈的食疗思想还强调饮食知识的重要性。他指出人的生存繁衍离不开膳食，但"食之有成败，百姓日用而不知，水火至近而难识"，正是感慨老百姓健康饮食知识的缺乏，他才在医学论述的同时，撰写了《食治》来进行科学的普及。

孙思邈还特别强调饮食导致疾病的问题。"夫万病横生，年命横夭，多由饮食之患，"他提出"所以多疾者，皆由春夏取冷太过，饮食不节故也"。另外，"勿食生菜、生小豆、陈腐物"，还体现了安全饮食的思想；在食量上，要求人们"善养性者先饥而食，先渴而饮。食欲数而少，少欲顿而多，多则难消矣""常欲令如饱中饥，饥中饱耳"以达到养生保健的目的。

这种系统的饮食养生思想还体现在他食不欲杂，他认为食物种类过于繁杂可能对身体健康造成影响，他强调"每食必忌于杂，杂则五味相挠，食之不已，为人作患，是以食瞰鲑肴，务令简少，饮食当令节俭"，不应"贪味伤多"。孙思邈提倡清淡饮食，主张"常淡食"，"每食不必重肉，喜生百病"，并强调"不得夜食"。冷热肥腻不可太过，夏至以后至秋分，应慎肥腻之类，春夏不可贪冷太过，这些都符合现代健康观点。

孙思邈不仅提出了系统的食疗养生思想，还对食物进行了科学的分类，仅《千金要方》食治篇中所载可供食疗的食物就达154条，包括果实类29条、菜蔬类58条、谷米类27条、鸟兽类29条、虫鱼类11条。他用含碘很丰富的动物甲状腺（鹿靥、羊靥）治疗甲状腺肿，用动物肝（羊肝、牛肝）治夜盲症，用赤小豆、乌豆、大豆等治脚气病，用谷皮（楮树皮）煮粥常吃预防脚气，都可以在现代营养学里找到依据。

孙思邈的食疗还影响了后人，他的学生孟诜更是撰写了中国历史上第一本食疗食材学专著，首次提出"食疗"一词。所以孙思邈对中医食疗学的贡献是有目共睹，值得我们深入去学习和研究的。

🎗 食疗小贴士

《千金食治》序论节选

仲景曰：人体平和，惟须好将养，勿妄服药。药势偏有所助，令人脏气不平，易受外患。夫含气之类，未有不资食以存生，而不知食之有成败；百姓日用而不知，水火至近而难识。余慨其如此，聊因笔墨之暇，撰五味损益食治篇，以启童稚，庶勤而行之，有如影响耳。河东卫汛记曰：扁鹊云人之所根据者形也，乱于和气者病也，理于烦毒者药也，济命扶危者医也。安身之本，必资于食；救疾之速，必凭于药。不知食宜者，不足以存生也；不明药忌者，不能以除病也。斯之二事，有灵之所要也，若忽而不学，诚可悲夫！

是故食能排邪而安脏腑，悦神爽志以资血气。若能用食平疴、释情遣疾者，可谓良工。长年饵老之奇法，极养生之术也。

夫为医者当须先洞晓病源，知其所犯，以食治之；食疗不愈，然后命药。药性刚烈，犹若御兵；兵之猛暴，岂容妄发。发用乖宜，损伤处众；药之投疾，殃滥亦然。高平王熙称：食不欲杂，杂则或有所犯；有所犯者，或有所伤；或当时虽无灾苦，积久为人作患。又食啖肴，务令简少，鱼肉、果实，取益人者而食之。凡常饮食，每令节俭，若贪味多餐，临盘大饱，食讫觉腹中彭亨短气，或致暴疾，仍为霍乱。又夏至以后，迄至秋分，必须慎肥腻、饼、酥油之属，此物与酒浆、瓜果理极相仿。夫在身所以多疾者，皆由春、夏取冷太过，饮食不节故也。又鱼诸腥冷之物，多损于人，断之益善。乳、酪、酥等常食之，令人有筋力、胆干、肌体润泽。卒多食之，亦令胪胀、泄利渐渐自已。

✿ 本节小结

古有药王出陕西，长寿大医自精诚。食养重在淡而简，食治为先立千金。

✿ 食医小试

1. 关于饮食导致疾病的问题，孙思邈是如何认识的？
2. 孙思邈对食疗的贡献与发展体现在哪些方面？

✿ 参考文献

[1]卢声远. 试论孙思邈食疗学术思想[J]. 中国自然医学杂志. 2002，（03）：171-172.

[2]孙晓生. 孙思邈食养食疗理论与实践集要[J]. 新中医，2011，43（04）：120-122.

[3]盖建民. "药王"孙思邈与中华传统食疗学[J]. 中国道教，1997，（04）：34-36.

[4]朱永芳. 略论孙思邈对食疗学发展的贡献[J]. 中医临床与保健，1993，（01）：49-50.

[5]张舍黎. 孙思邈的饮食与食疗学说[J]. 陕西中医学院学报，1990，（04）：39-40.

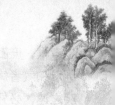

第二章
识食

=== 第七讲　五谷为养麦为先 ===

本节要点

◈ 五谷到底是什么
◈ 为什么中医说五谷为养
◈ 食疗中五谷之麦的作用

我们都曾经在论语中学过，"四体不勤，五谷不分"的故事，五谷到底是什么，连老夫子也弄不清楚吗？五谷与我们中医食疗饮食均衡的观点有着密切的关系，《黄帝内经》曾经指出，"五谷为养"，五谷是我们日常主食中必不可少的食物。从繁体字谷字的写法我们也可以看到古代农事活动在谷字中的体现，这说明在当时即便是现代，谷类食物也是主要的粮食作物。其实中国文化中的五谷，说法很多，从目前来说五谷主要是指稻、黍、稷、麦、菽这五种谷物，都是我们的主食，结合现代营养学的分类可以扩展到豆类（大豆、蚕豆、豌豆、红豆等）、薯类（红薯、土豆等）以及其他杂粮，这就是五谷的内容。

为何说我们日常三餐依然不能离开五谷呢？首先，来看这个"养"字，繁体字的写法下面是一个食物的食，从一定角度说明饮食结构中主食谷类是营养的主体。

另外，我们看中医学所说的五谷，指的是，麦、黍、稷、稻、菽（菽就是豆类统称），从表1里我们可以看出，食性功效上它们大多是甘平性味的，无大寒、大热之弊，可长期食用而无不良反应。具有益气健脾、扶助正气的作用，可用于脾胃虚弱所致食少纳差、身疲乏力等症，所以可为调养的首选。

在五谷之中，我们特别要说说麦。麦为五谷之贵，这是因为从中国文化上讲，小麦的生长得四时中和之气，春生夏秀秋收冬藏，与自然相适应，所以谓小麦为五谷之贵，百食之主。

从中医学来说麦，何处不药用？

小麦：养心安神、滋补心肝、益体止汗、健肾益胃。

麦麸：去烦除热、和缓神经、润脏腑，可治疗虚汗、盗汗、脚气病、末梢神经炎等症。

面粉：具有补虚损、厚肠胃、强气力、止水痢等功效，可强身健体、健脾益胃等。

麦芽：性微温，归脾、胃、肝经。能消食开胃，和中，回乳。

浮小麦：具有镇静、止盗汗虚汗、生津液、养心气之功效，适用于治疗虚热多汗、盗汗、心烦失眠、口干舌燥等症。

五谷为养麦为先，不论是从饮食调养，还是从五谷食物的选择性上，麦都是我们值得推荐的食疗食材，至于其他的五谷，食疗的作用也很重要，比如五谷中的"稻"米系列，不同的米类也有不同的治疗功效。常见谷类食物性味、归经、功效、主治见表1。

表1　常见谷类食物一览

名称	性味	归经	功效	主治	备注
大米	平、甘	肺、脾、胃	滋阴润肺、壮筋骨、长肌肉，健脾和胃、补中益气、止渴止泻	烦热口渴、脾虚泄泻、腹胀食少、消化不良	又名粳米
糯米	温、甘	脾、胃、肺	补中益气、暖脾胃、止虚汗	消渴尿多，自汗、虚寒泻痢	
小米	温、甘、咸	心、肾、脾、胃	和中益肾、安神、解毒	脾胃虚热、心烦眠差、消渴、泄泻	又名粟米、稞子
小麦	凉、甘	心、肾、脾	养心除烦、益肾止渴	脏躁、烦热、消渴、泻痢	
面粉	温、甘	脾	补虚益气、助五脏、厚肠胃		易滞气作渴、助湿生热
高粱	温、甘	脾、胃、大肠、小肠	温中养胃、健脾、补气渗湿，止痢、固肠止泻	脾虚湿困、消化不良	黏者为秫，不黏为稷
荞麦	凉、甘	脾、胃、大肠	开胃宽肠、下气消积、解湿热毒、健脾益气	肠胃积滞、腹痛胀满、湿热泄泻、淋浊带下	又名净肠草
玉米	平、甘	肺、脾、胃	益肺宁心、健脾开胃、益智健脑、降胆固醇		又名玉蜀黍、包谷、棒子

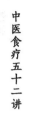

名称	性味	归经	功效	主治	备注
红薯	平、甘	脾、胃	益气生津、润肺滑肠、补中和血	中虚食少、产后瘀血、津伤口渴	胃痛、反胃、便溏者忌食
燕麦	平、甘	脾、肝	补脾益气、止虚汗、降血脂		
土豆	平、甘	脾、胃	健脾补气、解毒	气虚体弱、食欲不振、消化不良	发芽及带绿色者有毒
山药	平、甘	脾、肺、肾	健脾胃、补肺气、益肾固精	脾虚泄泻、久痢、遗精带下、尿频、消渴	
芋头	凉、辛、甘	胃、肠	通便解毒、消肿软坚、健脾益胃、化痰散结	瘰疬、腹中癖块、便血消渴	
葛根	凉、甘	脾、胃	升阳散邪、解表、生津止泻	项背强急、外感发热、热病口渴、消渴、泄泻、酒毒烦热	
黄豆	平、甘	脾、大肠	健脾宽中、润燥利水	疳积泻痢、腹胀	
豆腐	凉、甘、淡	脾、胃、大肠	益气和中、润燥生津、清热解毒	脾虚腹胀、水土不服、呕吐、消渴、乳汁不足	
黑豆	寒、甘、微	脾、肾	益肾利水、安神明目、解毒消肿、活血祛风	水肿胀满、风毒脚气、风痹痉挛、痈肿疮毒	善解诸药毒
白扁豆	温、甘、微	脾、胃	健脾益气、化湿消暑	脾虚泄泻、带下、暑湿吐泻	
赤小豆	平、甘、酸	心、小肠	利水消肿、解毒排脓、利湿退黄、健脾减肥	水肿腹满、脚气浮肿、热毒疮痈、湿热黄疸	
眉豆	平、淡、涩	脾	健脾调中、利水消肿	脚气浮肿、麻木乏力	
刀豆	温、甘	胃、肝、肾	温中下气、降逆止呕、补肾	暑热烦渴、水肿	
绿豆	寒、甘	心、胃	清热解毒、消暑利水、消肿	泻痢解毒、痈肿	
豌豆	平、甘	脾、胃	和中下气、利水通乳		

名称	性味	归经	功效	主治	备注
胡麻	平、甘	肝、肾	补益精血、润燥滑肠、润肤护发、抗衰祛斑	头晕眼花、须发早白、耳鸣肢麻、肠燥便秘	又名黑芝麻，炒熟捣烂食
花生	平、甘	脾、肺	补脾养血、润肺化痰、止血增乳、润肠通便	脾胃虚弱、燥咳、反胃、脚气、乳妇奶少	
莲子	平、甘、涩	脾、肾	补脾止泻、养心安神、益肾固精	泄泻、带下白浊、心悸失眠、遗精尿频	莲心苦寒清心火
芡实	平、甘、涩	脾、肾	健脾止泻、益肾固精、补中益气	泄泻带下、梦遗滑精、小便失禁	
薏米	微寒、甘、淡	脾、胃、肺	利水渗湿、舒筋止痛、健脾止泻、清热排脓	食少泄泻、脚气浮肿、肺痈肠痈、风湿痹痛	

❀ 本节小结

五谷不分难食疗，识食请从谷类起。麦稻黍稷须主食，饮食均衡方健康。

❀ 食医小试

1. 何为五谷？五谷都有哪些功效？

2. 有人说膳食纤维不能被人体消化与吸收，所以是无用的，这种说法对吗？为什么？膳食纤维是否吃得越多越好？

❀ 参考文献

[1]沈明月.《内经》"五谷为养"思想的合理性膳食研究[D]. 长春中医药大学，2016.

[2]沈明月，张焱. 试析《黄帝内经》"五谷为养"的膳食原则[J]. 现代中医药，2015，35（04）：51-54.

[3]孙松辉.《内经》"五谷为养"与现代养生[J]. 中医药学刊，2005，（05）：902-903.

第八讲　五菜为充疏肠道

本节要点

◈ 五菜指的是什么

◈ 为什么古人说五菜为充

◈ 从下气的萝卜谈蔬菜食疗意义

一、什么是五菜

《说文·艸部》："菜，草之可食者也。从艸，采声。"本义为蔬菜。"五菜"是指韭、薤、葵、葱、藿等蔬菜，这里泛指植物蔬菜类。

五菜之中的葵菜，又名冬葵，民间称冬苋菜或滑菜，属锦葵科植物。李时珍说："葵菜，古人种为常食，今之种者颇少"。《农书》说："葵为百菜之主，备四时之馔，可防荒俭……其根可疗疾"。此菜中国各地有野生，根、花及种子，均入药。

五菜之中的藿菜，指的是豆叶。《广雅释草》中也说得很明确："豆角谓之荚，其叶谓之藿。"从中医上来说它性味苦、微甘、温，能止血，解毒。

五菜之中的薤，中医又叫薤（白），性味辛、苦、温，归肺、胃、大肠经，是通阳散结，行气导滞的常用药物，用于胸痹疼痛，痰饮咳喘，泻痢后重。

五菜之中的韭菜，性味辛、甘、温，生食活血、散血，熟食可和中下气、补肾益阳、健胃提神、调和脏腑、理气降逆、暖胃除湿、解毒。

五菜之中的葱，日常生活中广泛应用，食疗功效也很显著，有发汗散寒、健脾开胃，增进食欲等功效，但患有胃肠道疾病特别是溃疡病的人不宜多食；表虚、多汗者也应忌食、少食葱。

为什么说五菜为充，主要要看这个充，这里的充不单是说蔬菜为生命机体营养的补充，还说明蔬菜对人体气机的调节作用，中医的气机指的是气的升降出入，而菜具有调节气机的作用，一是有疏通的作用，是调节饮食消化的，可疏通壅滞、疏通人体气机，所以叫"蔬菜"这两个字大有学问。其次从气机调节上来说，五菜既是补充，也是重要的调节物质，现代营养学的观点里蔬菜还有很多不易消化吸收的膳食纤维，食用以后会让胃肠道"充满"饱腹感。

二、五菜对气机的调节作用

以萝卜为例，中医食疗的观点萝卜味甘、辛，性凉，入肺、胃、大肠经；作为一种蔬菜，萝卜种子、鲜根、叶均可入药，能下气消积，帮助消化，具有清热生津、凉血止血、下气宽中、消食化滞、开胃健脾、顺气化痰的功效；主要用于腹胀停食、腹痛、咳嗽、痰多等症。明代著名的医学家李时珍对萝卜也极力推崇，主张每餐必食，他在《本草纲目》中提到：萝卜能"大下气、消谷和中……去邪热气。"

萝卜的食疗营养价值自古以来就被广泛肯定，很大程度上就是因为它调节气机的作用。但萝卜性偏寒凉而利肠，脾虚泄泻者慎食或少食；胃溃疡、十二指肠溃疡、慢性胃炎、单纯性甲状腺肿、先兆流产、子宫脱垂等患者忌吃。

白萝卜不适合脾胃虚弱者，如大便稀者，应减少使用，还有值得注意的是在服用参类滋补药时忌食本品，以免影响疗效。白萝卜主泻、胡萝卜为补，所以二者最好不要同食。若要一起吃时应加些醋来调和，以利于营养吸收。

常见蔬菜性味、归经、功效、主治见表2。

表2　常见蔬菜功效一览

名称	性味	归经	功效	主治	备注
韭菜	温、甘、辛	肝、胃、肾	暖中行气、散瘀解毒、温肾助阳	损伤瘀肿、噎膈反胃、腰腿痿弱无力、阳痿尿频	肝之菜，又名壮阳草、起阳草
薤白头	温、辛、苦	心、肺、胃、大肠	通阳散结、行气止痛、下气导滞、条达凝郁、宽胸、止痢	胸闷腹痛、喘咳短气、痢疾后重	心之菜
黄豆芽	寒、甘	脾、膀胱	滋润清热、利尿解毒、通便		多食可防治癫痫发作
豆角	平、甘、涩	脾、胃	健脾、补肾		
豇豆	平、甘	脾、肾	补肾健脑、理中益气、生精髓	肾虚消渴、遗精白浊、尿频白带	
荷兰豆	平、甘	脾、胃	益脾养中、生津止渴		
洋葱	温、甘、辛	肝、肺、大肠	平肝润肠、祛风发汗、降血压、降血脂、降血糖、抗癌杀菌		
苋菜	凉、甘	肝、大肠、小肠	清热凉血利湿、通利二便	赤白痢疾	
芹菜	凉、甘、苦	肺、胃、肝	平肝清热、祛风利湿、健胃、降血脂、降血压	眩晕头痛、面红目赤、血淋痈肿	
南瓜	温、甘	脾、胃	补中益气，消炎止痛、解毒杀虫、降血脂、降血压、抗癌	久咳不愈、哮喘、浮肿、脱肛、糖尿病、高血压、肠寄生虫	
丝瓜	凉、甘	肝、胃	清热化痰、凉血解毒	身热烦渴、乳汁不通、痰喘咳嗽、崩漏带下	

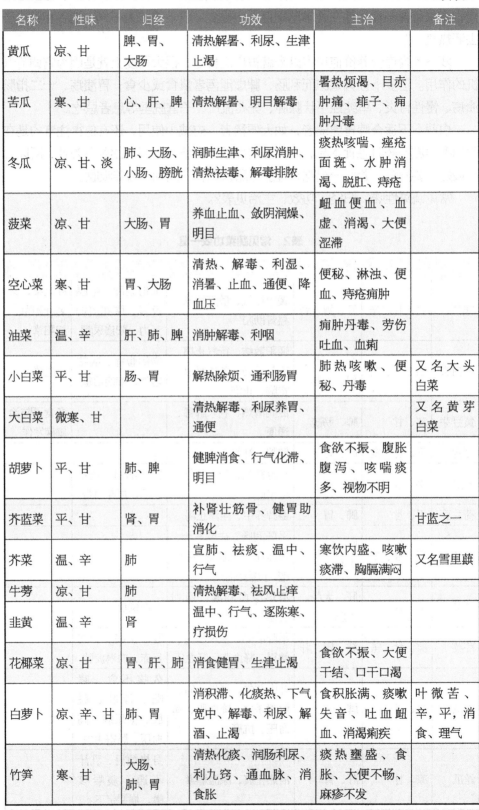

名称	性味	归经	功效	主治	备注
黄瓜	凉、甘	脾、胃、大肠	清热解暑、利尿、生津止渴		
苦瓜	寒、甘	心、肝、脾	清热解暑、明目解毒	暑热烦渴、目赤肿痛、痱子、痈肿丹毒	
冬瓜	凉、甘、淡	肺、大肠、小肠、膀胱	润肺生津、利尿消肿、清热祛毒、解毒排脓	痰热咳喘、痤疮面斑、水肿消渴、脱肛、痔疮	
菠菜	凉、甘	大肠、胃	养血止血、敛阴润燥、明目	衄血便血、血虚、消渴、大便涩滞	
空心菜	寒、甘	胃、大肠	清热、解毒、利湿、消暑、止血、通便、降血压	便秘、淋浊、便血、痔疮痈肿	
油菜	温、辛	肝、肺、脾	消肿解毒、利咽	痈肿丹毒、劳伤吐血、血痢	
小白菜	平、甘	肠、胃	解热除烦、通利肠胃	肺热咳嗽、便秘、丹毒	又名大头白菜
大白菜	微寒、甘		清热解毒、利尿养胃、通便		又名黄芽白菜
胡萝卜	平、甘	肺、脾	健脾消食、行气化滞、明目	食欲不振、腹胀腹泻、咳喘痰多、视物不明	
芥蓝菜	平、甘	肾、胃	补肾壮筋骨、健胃助消化		甘蓝之一
芥菜	温、辛	肺	宣肺、祛痰、温中、行气	寒饮内盛、咳嗽痰滞、胸膈满闷	又名雪里蕻
牛蒡	凉、甘	肺	清热解毒、祛风止痒		
韭黄	温、辛	肾	温中、行气、逐陈寒、疗损伤		
花椰菜	凉、甘	胃、肝、肺	消食健胃、生津止渴	食欲不振、大便干结、口干口渴	
白萝卜	凉、辛、甘	肺、胃	消积滞、化痰热、下气宽中、解毒、利尿、解酒、止渴	食积胀满、痰嗽失音、吐血衄血、消渴痢疾	叶微苦、辛,平,消食、理气
竹笋	寒、甘	大肠、肺、胃	清热化痰、润肠利尿、利九窍、通血脉、消食胀	痰热壅盛、食胀、大便不畅、麻疹不发	

名称	性味	归经	功效	主治	备注
蕃茄	微寒、甘、酸	肝、脾、胃	生津止渴、健胃消食	口渴、食欲不振	
生菜	凉、甘	心、胃	利五脏、通经脉、利胸膈、清胃热、坚筋骨、助发育、通乳汁	小便不利、尿血、乳汁不通	又名莴菜、莴苣，食茎者为莴笋
茄子	凉、甘	脾、胃、大肠	清热止血、活血、消肿止痛、宽肠通便	热毒痈肿、皮肤溃疡、口舌生疮、痔疮下血	茄汁涂脸可治雀斑
莲藕	煮熟温、甘	心、脾、胃	健脾开胃、益血止泻、收敛生肌、顺气宽中	吐血、失眠	生用性寒、止血、凉血
荸荠	寒、甘、淡	肺、胃	清热化痰、生津利尿、开胃消食、益气明目、解酒	肺热咳嗽、痰稠难咳、咽干喉痛	别名马蹄
菱角	生凉，熟温、甘	胃、大肠	生食清暑止渴、熟食健脾益气	暑热烦渴、泄泻	
红薯叶	微凉、甘、淡	肺、大肠	润肺、和胃、利尿、通便、排脓祛腐	治夜盲、下乳汁	
圆白菜	平、甘	肾、胃	补肾壮骨、健胃消食		

❀ 本节小结

五菜为充益肠胃，调和气机升与降，营养健康多摄入，食疗功效也卓著。

❀ 食医小试

何为五菜？五菜的功效有哪些？

❀ 参考文献

[1]裴茹，郭永洁. 王孟英《随息居饮食谱》中蔬菜食疗食养观[J]. 中华中医药学刊，2012，30（10）：2343-2345.

[2]杨德俊. 蔬菜的食疗作用（一）[J]. 福建农业，1999，（03）：26.

[3]张瑞，柴可夫. 常用蔬菜的食疗功效[J]. 中医研究，2010，23（12）：23-26.

[4]丁海霞. 蔬菜的食疗功效. 中国国门时报.

[5]董玉昌. 蔬菜的营养与食疗（二）[J]. 农村科技开发，1997，（01）：33.

[6]聂凤乔. 人为什么要吃蔬菜——从"五菜为充"到"蔬者疏也"[J]. 上海蔬菜，1990，（01）：45-46.

第九讲　五果为助滋养足

本节要点

◈ 五果指的是什么？中医学如何认识水果
◈ 水果对人的健康有哪些作用
◈ 从梨说水果的食疗

中医学说，五果为助，果字的解读我们可以看《说文解字》的描述，"果，木实也。从木，象果形在木之上。"

古人指的果还是以植物果实为主，按照古代的说法五果指枣、李、杏、栗、桃五种果品，现在也包含多种鲜果、干果和坚果，无论是从现代营养学还是食疗上来讲，它们都视为生命机体营养的重要的补助形式，所以叫五果为助，而且从这个助来说，强调的是辅助，说明它在饮食结构中并不能代替主食甚至蔬菜的作用，而这个观点也在现代营养学上得到了印证。

五果指枣、栗、杏、桃、李，各有食疗功效。

五果之枣：味甘、性温，归脾、胃经。有补益脾胃，滋养阴血，养心安神，缓和药性的功效；用于治疗脾气虚所致的食少、泄泻，阴血虚所致的妇女脏躁证，病后体虚的人食用大枣也有良好的滋补作用。

五果之栗：性味甘、微咸，性平，归脾、肾经。能益气健脾，补肾强筋，活血消肿，止血，但多食则气滞难消。

五果之杏：杏的果肉味甘酸、性温，归肺、大肠经。具有润肺、止咳平喘、生津止渴的功效；可用于胃阴不足、口渴咽干等症。而说到杏，就不能不说中药中常用的杏仁：杏仁可止咳、平喘、润肠，临床应用广泛。杏味美功著，但不宜多食，古籍记载："味酸，太热，不可多食，生痈疖，伤筋骨。"一次食杏过多，会引发一些健康问题和不适症状，民间说法叫"桃饱杏伤"说的就是这个问题。

五果之桃：味甘、酸，性温，肺、大肠经。有补中益气、养阴生津、润肠通便的功效。

五果之李：也就是我们常说的李子，性味甘酸，性平，入肝、肾。功能清肝泻热，生津，利水，治虚劳骨蒸，消渴，腹水。

除了古代观点所说的五果，其实中医食疗学中五果的范畴，随着食材的不断丰富也越来越广泛，我们不必拘泥，但在应用的时候要特别注意以下两个问题。

（1）一定要注意水果的食性。水果可以分为寒凉、平性及温性的水果，其中寒凉偏性的水果在注意季节、气候、体质的同时也要注意食用的数量，不要因为它甘甜美味，引发健康问题。

（2）五果类食材包含的水果水分含量大，配合辨证，做成汁、饮、膏方都有很好的效果，这是其他食材无法取代的优势。比如梨，梨水分多，是治疗一些疾病的良药，它味甘、微酸、性寒，有生津、润燥、清热、化痰等功效，民间常用冰糖蒸梨治疗喘咳，"秋梨膏"更是闻名中外。梨还有降血压、清热镇惊的作用，所以高血压及心脏病患者食梨大有益处。

常见水果性味、归经、功效、主治见表3。

表3　常见水果功效一览

名称	性味	归经	功效	主治	备注
荔枝	温、甘、酸	脾、肝	补脑益智、益气补血、开胃益脾	脾虚久泻、心烦失眠、瘰疬痈肿	核能理气散结止痛
龙眼肉	温、甘	心、脾	补养气血、强健脾胃、养心安神、补虚益智	心脾两虚、食欲不振、心悸失眠、健忘、泄泻	
梅子	平、酸、涩（熏黑为乌梅、盐渍为白梅）	肝、脾、肺、大肠	敛肺止咳、涩肠止泻、安蛔止痛、生津止渴、开胃消食、利胆排石	肺虚久咳、久泻久痢、消渴、食欲不振、胆结石、胆囊炎	多食损齿、外用去黑痣恶肉
榴莲	热、甘	胃、大肠	温中散寒，补肾健脾	胃寒、痛经	
火龙果	凉、甘	胃、大肠	清热凉血、润肠通便、生津止渴		寒性体制不宜多食，经期不宜食用
橄榄	平、甘、涩	肝、肺、胃	清肺化痰、利咽解毒、除烦醒酒、开胃生津	咽喉肿痛、烦渴、肺热咳嗽、酒精中毒	
柑	平、甘、酸	肺、脾	滋养润肺、止咳、健脾化痰、解酒	脾胃积热，口干烦渴，醉酒	皮辛、苦、温，化痰止咳、理气健脾、燥湿止痛
橙	平、甘	肺、胃	滋润健胃		
橘（桔）	凉、甘、酸	肺、胃	开胃理气、止咳润肺	胸膈结气、呕逆食少、肺热咳嗽、口中干渴	橘肉开胃理气，止咳润肺，解酒醒神。皮、络、核均入药
柚	凉、甘、酸	肺、胃	健脾、止咳、解酒、下气、化痰消食	咳嗽，痰多，气喘，醉酒	腹部寒冷，常有腹泻者宜少食

中医食疗五十二讲

名称	性味	归经	功效	主治	备注
芒果	平、甘、酸	肝、脾	理气止咳、健脾益胃、解渴利尿	口渴、呕吐食少，咳嗽，食欲不振	
杨梅	温、酸、甘		生津止渴、消食止呕、利胆止痢		
香蕉	寒、甘	肺、大肠	清热、生津、润肺、滑肠	热病口渴、大便秘结、痔疮出血	
桃子	温、酸、甘	肺、大肠、心、肝	益肺生津、敛汗活血、补心血、养肝气		肺之果，多食腹胀、生热
李子	温、甘、微酸		消食开胃、利水消肿	齿龈出血	肝之果，多食损齿、生痰
菠萝	平、甘、微酸	肺、肾、胃	清暑、解渴、止泻、健脾消食、消肿祛湿、醒酒益气	消化不良、肠炎腹泻、伤暑烦渴	泡盐水食可防止过敏
甘蔗	凉、甘	肺、胃	清热生津、下气润燥、解酒利咽	口舌干燥、大便干结、小便不利、肺燥咳嗽	天生复脉汤
西瓜	寒、甘、淡	肺、心、胃、膀胱	清热生津、消暑除烦、解酒利尿	暑热烦渴、咽干咽痛、小便黄赤、泻痢水肿、口疮酒醉	"天生白虎汤"，多食伤脾胃
杨桃	凉、甘、酸	肺	清热生津、止咳、解酒、利尿		
柿子	寒、甘、涩	心、肺、大肠、脾、胃	清热润肺、凉血止血、生津止渴、健脾涩肠	肺热咳嗽、口渴口干、泄泻痢疾、咯血、尿血	
梨	凉、甘、微酸	肺、胃	生津润燥、止咳化痰、解酒清热	干咳烦渴、便秘、肺热咳喘、痰黄、失音	天生甘露饮
苹果	平、甘	肺、脾	生津和胃、止泻通便、润肺健脾、醒酒、补气		

🏵 本节小结

五果为助不宜多，注意食性要分清。无法取代谷肉蔬，甘甜水果不代餐。

食医小试

何为五果？五果的功效有哪些？

参考文献

[1]佳依. 水果的食疗价值. 中华合作时报.

[2]解庆珂. 水果食疗[J]. 江苏绿化, 1996, （06）: 24.

[3]杨德俊. 水果的食疗作用（一）[J]. 福建农业, 1999, （07）: 26-27.

第十讲　五畜为益话补养

本节要点

◈ 五畜是什么

◈ 五畜的食疗功效

◈ 血肉有情之品在食疗中的意义

中医上说，五畜为益。五畜指的是什么？先来看这个畜字，它是个会意字，金文字形上半部是玄字，像束丝之形，与糸字古文字字形相同，下半部是田字，玄、田两字会意，指把田猎中捕获到的野兽用绳索拘系起来，便成为家畜。如《尔雅·释畜》中记载，马、牛、羊、豕、犬、鸡称之为六畜，五畜也包含其中，所以从这点来说，我们说的五畜，就是常见的家畜类，也就是肉类食用食材，现在结合营养学观点，还包括海产品。

五畜之猪肉：味甘咸、性平，入脾、胃、肾经；补肾养血，滋阴润燥。

五畜之牛肉：有补中益气、滋养脾胃、强健筋骨、化痰息风的功效。适用于中气下陷、气短体虚，筋骨酸软、贫血久病之人食用。

五畜之羊肉：性温热，益气补虚，适合虚寒体质者。身体瘦弱、怕冷、吃凉东西后容易胃痛腹泻的人最适合吃羊肉，李时珍在《本草纲目》中说，羊肉能暖中补虚，补中益气，开胃健身，治虚劳寒冷，五劳七伤。羊肉温补功效卓著，这点我们还将在后文详述。

五畜之狗肉：味甘、咸，性温，归脾、胃、肾经；有温补脾胃、补肾助阳、壮力气、补血的功效。

五畜之鸡肉：性微温，各种体质的人都可以食用。功能补中益气，对身体较弱、食欲不好的人更为适宜。

五畜曾经是我国先民的主食，先祖改变食肉的生活习性而选择食谷，是因为肉类食物资源危机而被迫的，属于无奈之举；选择汇集植物精华的五谷为主要食物来源，则是明智之举；提出五谷为养的理论，则是理性思维的结果。

五畜为益，有两层意思，一是说食肉是有益的，对维持人的生命活动和体力活动有好处；二是说食肉要控制在有益的范围内，益是在主食的基础上略多一点的意思，并不能替代主食，食肉过度是有害身体健康的。五畜为益，是对食肉利弊的认识与把握。

说到五畜为益还有一个非常重要的名词叫血肉有情之品，孙思邈在《千金翼方》中首先提出"有情、无情"概念，认为血肉有情之品的补益作用尤为突出，如猪、牛、羊、狗等畜兽类。叶天士认为："血肉有情，栽培身内精血。"然而血肉有情之品虽具有补气、补血、补阴、补阳的作用，但因其味厚、腻滞，易伤脾胃，故在临床应用上也应按辨证组方配膳用，同时根据"牛甘，犬酸，猪咸，羊苦，鸡辛"这些古籍中的性味记载来合理选择应用。

常见肉类食物性味、归经、功效、主治见表4。

表4　常见肉类食物一览

名称	功效
兔肉	补中益气，清热止渴。主治脾虚气弱或营养不良，体倦乏力；脾胃阴虚，消渴口干
狗肉	温脾暖胃，补肾助阳。主治脾肾虚寒，胀满少食；肾气不足，阳虚气弱，腰膝软弱，肢体欠温，夜多小便；脾虚水肿
羊肉	益气补虚，温中暖下。主治脾胃虚寒，腹痛，少食，或时欲呕吐；肾阳虚衰，腰膝酸软，四肢不温，尿频，阳痿等
牛肉	补脾胃，益气血，强筋骨。主治脾虚少食，水肿，虚损羸瘦；筋骨不健，腰膝酸软等
猪肠	润肠，补虚。主治久泻脱肛，便血，痔疮
猪脑	益肾补脑。主治肾虚，髓海不足所致的眩晕、耳鸣、健忘等症
猪蹄	补血，通乳，托疮。主治产后虚弱，乳汁不足或缺乳；痈疽疮毒
猪肺	补肺止咳。主治肺虚久咳，短气，咳血
猪皮	滋阴清热，利咽除烦。主治肺燥阴伤或阴虚火炎，咽喉干燥、疼痛，心烦等
猪肾	益肾壮腰，补虚劳。主治肾虚腰痛，久病虚劳不复
猪肉	滋阴润燥，益气补血。主治温热病后，热退津伤，口渴喜饮；肺燥咳嗽，干咳少痰，咽喉干痛；肠道枯燥，大便秘结；气血虚亏，羸瘦体弱
麻雀肉	补肾壮阳，益精填髓，缩小便。主治肾气虚衰，精髓不足，眩晕耳鸣，腰膝酸软，阳痿不举，小便频数或余沥不尽等
鸽肉	补肝肾，益气血。主治老人或久病体衰，肝肾不足，气血虚亏，或消渴饮水等

名称	功效
鹅肉	益气补虚，和胃生津。主治脾虚气弱，津液不能上承，口渴少津，身体虚弱，营养不良
鸭肉	滋阴清热，健脾益胃，利水消肿。主治虚劳骨蒸发热，咳嗽痰少，咽喉干燥，头晕头痛；脾阴不足，饮食减少或挟有水湿，水肿，小便不利
鸡肉	温中补脾，益气养血，补肾填精。主治脾胃气虚弱，食少反胃，腹泻，水肿；病后气血不足，体弱乏力，头晕心悸，或产后缺乳；肾虚所致的小便频数，遗精，耳鸣耳聋，月经不调等；疮疡久不愈合等

❀ 本节小结

血肉有情功调补，五畜为益不可多，红白肉类各有宜，食疗搭配也须知。

❀ 食医小试

何为五畜? 其食疗功效如何?

❀ 参考文献

[1]张岩，张焱. 论《黄帝内经》中"五畜为益"的食养原则[J]. 中国中医基础医学杂志，2014，20（08）：1029-1048.

[2]吴嘉瑞，董玲，张冰. 中药"血肉有情之品"概念与临床应用探讨[J]. 中国执业药师，2012，9（07）：29-31.

[3]孙邈，孙海申. 对中药"血肉有情之品"临床应用的几点认识[J]. 临床医药文献电子杂志，2017，4（50）：9895-9898.

[4]黄进，包克义. 对中医药"血肉有情之品"的几点认识[J]. 中医药研究，2000，（01）：52-62.

[5]朱元洁，樊巧玲. 浅析血肉有情之品的配伍应用[J]. 中医药导报，2009，15（09）：63-71.

第十一讲　饮食平衡观的中医解读

本节要点

◈ 中医平衡观的定义

◈ 中医平衡饮食观的三个层次

◈ 饮食平衡观的意义

中医学的整体论认为人与自然界的变化维持着一种平衡，人适应自然，维持健康。而人体的脏腑、气血也维持着平衡，维持着人体的健康。对于饮食平衡也是中医平衡观的一种体现。中医的饮食观具有内涵丰富，操作性强，而且结合生活实际等特点，值得结合现代营养学合理膳食理论去学习和应用。中医学的饮食平衡主要有三个层次。

（1）结构均衡。《内经》有云，五谷为养、五果为助、五菜为充、五畜为益，这个以五为数的平衡体系，就像现代营养学的膳食宝塔，大家可以看到第一层的五谷为养，第二层的五果为助，第三层的五菜为充，第四层的五畜为益和我们现代的理想的膳食结构式非常相似，我们不得不说，这是我国古人在饮食结构平衡这个层次上的一次创举，也反映了我国饮食的基本结构，对后世有着重要的影响，也就是我们所说的饮食均衡、强调膳食结构的一种均衡，这种结构简单明了，和我们现代的饮食结构均衡理论有着一定的相似性，值得我们去研究。当然，现在的五谷、五果、五菜、五畜已不再局限于前面我们所列举的这些食材了，已经随着人们生活水平的提高、科学技术的发展而变得日益丰富，所以大家也不要纠结我们所说的五谷、五果、五菜、五畜到底指的是什么，它是对食物种类的描述。

（2）饮食有节。这个节，不单是节制，还指的是规律，包含三层含义。一是饮食不多不少，有节制。中医学讲饮食不可暴饮暴食，"饮食自倍，脾胃乃伤"；也不可少食不食。二是饮食要有规律。中医学中"饮食有节，度百岁乃去"，这个节是规律，《尚书》中说"食哉，惟时"，即三餐应按时规律。清代的养生家马齐在《陆地仙经》的著作中就说出了一个有意思的歌诀："早饭淡而早，午饭厚而饱，晚饭需要少，若能常如此，无病直到老"，可见三餐规律的重要性。三是时节，讲食材取材要按照时节、季节来取食。古代的圣贤孔子就曾经说过："不时，不食"，就是说不是这个季节的食物不要去食用，所以我们在选用食材的时候应根据时节。中医学讲食材有温热寒凉等特性，这种特性与季节也有着密切的关系：春温、夏热、秋凉、冬寒，所以我们在每个季节选用食材的时候也要根据季节、食材的特性来选择。随着科技的发展，我们会发现在选择食材的时候好多的食材都不是应季的食材，比如冬天有夏天才有的西瓜，秋天有春天才有的草莓等，在遇到这种情况时，我们应遵循我国古代的按时取材原则，尽量不吃不是这个季节的食材，以免对我们的肠胃造成不好的影响。

（3）食动平衡。这和我们现代营养学也非常相似。在早期，中医的典籍中就有相关的著述，"人体欲得劳动，但不当使极尔"。就是说不管是劳动还是运动都不能过度，要适当适宜。"动摇则谷气得消，血脉流通，病不得生，譬犹户枢不朽是也"，也就是说门栓为什么不会腐朽，是因为它经常动。对于我们人体来说，经常运动，我们的饮食物才能得以消化吸收，血脉流通，人也不会生病。所以这种食动平衡对我们人体维持健康是非常重要的。因此，只吃不动，只动不吃都是不对的。合理的膳食，适度的运动，既是中医食动平衡的饮食观，也是我们现代的营养运动平衡观，它们有着一定的近似性。按照中医的食动平衡观"体欲常逸，食须常少，劳无至极，食无过饱"，我们一定要做到这种食动的平衡，合理的膳食，适度的运动，这样我们才能健康。

平衡膳食核心推荐要点见表5。

表5　中国居民膳食指南（2016版）的平衡膳食六个核心推荐要点一览

（一）食物 多样，谷类 为主	1. 每天的膳食应包括谷薯类、蔬菜水果类、畜禽鱼蛋奶类、大豆坚果类等食物 2. 平均每天摄入12种以上食物，每周25种以上 3. 每天摄入谷薯类食物250～400克，其中全谷物和杂豆类50～150克，薯类50～100克 4. 食物多样、谷类为主是平衡膳食模式的重要特征
（二）吃动 平衡，健康 体重	1. 各年龄段人群都应天天运动，保持健康体重 2. 食不过量，控制总能量摄入，保持能量平衡 3. 坚持日常身体活动，每周至少进行5天中等强度身体活动，累计150分钟以上；主动身体活动最好每天6000步 4. 减少久坐时间，每小时起来动一动
（三）多吃 蔬菜、奶 类、大豆	1. 蔬菜水果是平衡膳食的重要组成部分，奶类富含钙，大豆富含优质蛋白质 2. 餐餐有蔬菜，保证每天摄入300～500克蔬菜，深色蔬菜应占1/2 3. 天天吃水果，保证每天摄入200～350克新鲜水果，果汁不能代替鲜果 4. 吃各种各样的奶制品，相当于每天液态奶300克 5. 经常吃豆制品，适量吃坚果
（四）适量 吃鱼、禽、 蛋、瘦肉	1. 鱼、禽、蛋和瘦肉摄入要适量 2. 每周吃鱼280～525克，畜禽肉280～525克，蛋类280～350克，平均每天摄入总量120～200克 3. 优先选择鱼和禽 4. 吃鸡蛋不弃蛋黄 5. 少吃肥肉、烟熏和腌制肉制品

（五）少盐少油，控糖限酒	1. 培养清淡饮食习惯，少吃高盐和油炸食品。成人每天食盐不超过6克，每天烹调油25~30克 2. 控制添加糖的摄入量，每天摄入不超过50克，最好控制在25克以下 3. 每日反式脂肪酸摄入量不超过2克 4. 足量饮水，成年人每天7~8杯（1500~1700毫升），提倡饮用白开水和茶水；不喝或少喝含糖饮料 5. 儿童少年、孕妇、乳母不应饮酒。成人如饮酒，男性一天饮用酒的酒精量不超过25克，女性不超过15克
（六）杜绝浪费，兴新食尚	1. 珍惜食物，按需备餐，提倡分餐不浪费 2. 选择新鲜卫生的食物和适宜的烹调方式 3. 食物制备生熟分开，熟食二次加热要热透 4. 学会阅读食品标签，合理选择食品 5. 多回家吃饭，享受食物和亲情 6. 传承优良文化，兴饮食文明新风

✿ 本节小结

天人合一重整体，食物搭配须均衡。饮食有节要规律，运动身体谷气消。

✿ 食医小试

中医平衡观包含哪些内容？

✿ 参考文献

[1]孙喜稳，陈利国，孙喜涛等. 论《黄帝内经》的平衡饮食思想[J]. 辽宁中医杂志，2011，38（03）：436-437.

[2]郝建国，刘凤芝，梁杰等. 试论我国古代饮食观和现代平衡膳食宝塔[J]. 山东食品科技，2001，（12）：1-3.

第十二讲　春暖花开话食疗

本节要点

◇ 春季气候特点
◇ 春季不同阶段饮食原则
◇ 春季疾病的饮食防治

　　中医食疗学强调因时而异，季节食疗是中医食疗的重要组成部分，今天我们来说说春季食疗养生的问题。

一、春季的气候特点

春季气候由寒变暖，是阳气生发，万物复苏，生机勃勃的季节，天人合一，春季也是人体生理机能、新陈代谢最旺盛的时令。然而天气乍暖还寒，气温变化较大，身体健康的人能很快地调整自己以适应环境，一般无需调补。但身体虚弱或素有旧疾者，就不那么幸运，很容易引发疾病，故当顺应天时的变化，通过饮食调养以保持身体的健康。

二、春季不同阶段饮食原则

春季食疗养生应根据不同阶段的气候特点及常见疾病来确定原则。

第一，早春。早春时节，为冬春交接之时，天气乍暖还寒，人体内消耗的热量较多，所以宜进食偏于温热的食物。根据中医学"春夏养阳"（《素问·四气调神大论》）的理论，在早春时节，适当吃些葱、生姜、蒜、韭菜、芥菜，不仅能消散阴寒，助春阳升发，而且其中所含的有效成分，还具有杀菌防病的功效。此外，还可适当吃一些鸡肉、动物肝脏、鱼类、瘦肉、蛋黄、牛奶、豆浆等营养品，以供人体各组织器官功能日趋活跃的需要。此时宜少吃寒性食品，以免阻遏阳气发越。

第二，仲春。春季中期，为天气变化较大之时，气温骤冷骤热，变化较大，可以参照早春时期的饮食进行。在气温较高时可增加青菜的食量，注意多吃菠菜、芹菜、莴笋、胡萝卜、花菜、柿子椒、嫩藕、油菜、绿豆芽等黄绿色蔬菜和时令水果，以补充维生素、无机盐和微量元素。仲春时节，正值各种既具营养又有疗疾作用的野菜繁茂荣盛之时，如荠菜、马齿苋、鱼腥草、蕨菜、竹笋、香椿等野菜，应不失时机地采食，减少肉类的食用。

第三，晚春。晚春时节，气温日渐升高，应以清淡饮食为主，故《饮膳正要》曰："春气温，宜食麦以凉之。"除适当进食优质蛋白质类食物之外，可饮用绿豆汤、赤豆汤、酸梅汤及绿茶，防止体内积热。不宜进食羊肉、狗肉、麻辣火锅以及辣椒、花椒、胡椒等大辛大热之品，以防邪热化火，引发痈肿疮疖等疾病。

春季气候变化无常，最易外感致病。所以，中医学认为，春季的饮食调养应以轻清疏散之品为宜，而滋腻厚味之品则为所忌。在这个季节里，宜选用既富含营养又有发散作用的食物，可起到养生防病的双重作用。一般的人，特别是身体虚弱的人，更要注意选择平补、清补的饮食。表6和表7为常见的平补、清补的食材，可以看到这些食品以甘平为主，不寒不热，不燥不腻，是性平和缓之品，适合普通人或慢性病患者长期选用，不仅可以增强人的体质，而且即使长期食补，也不会出现补之不当的偏差。对于气虚、血虚、阳虚、阴虚的病人来说，对症食用，会取得明显的效果。

三、春季疾病的饮食防治

春季万物复苏，草木萌生，各种草木的嫩芽，如香椿、枸杞、桑树、柳树、槐树等嫩芽，以及鲜嫩的荠菜、茼蒿、蒲公英、马兰头、茵陈蒿、鱼腥草、春笋等天然绿色时蔬，常常被人们采摘食用。它们不仅味道鲜美，营养价值较高，而且具有一定防治疾病的作用。

春季为肝气旺盛之时，肝气旺，容易影响到脾而引起脾胃病，所以，春季常会出现脾胃虚弱病症。若多吃酸味的食物，就会使肝气过盛而损害脾胃，故春季饮食调养忌酸涩。可适当进食大枣、蜂蜜、山药等甘温之品。此即《摄生消息论》"当春之时，食味宜减酸益甘，以养脾气"的观点。

民间俗语说，"百草回芽，百病发作"，就是说春天容易旧病复发。如胃及十二指肠溃疡病就易在春天发作，此类患者饮食上应避免暴饮暴食，少食辛辣刺激的食材，避免增加胃肠负担。

老年慢性气管炎等呼吸系统疾病也易在春季发作，饮食防治方法是多吃有养肺祛痰、健脾补肾的食物，如枇杷、橘子、梨、莲子、百合、大枣、核桃、蜂蜜等。忌食腥膻、油腻等或可能引起过敏的食物。

春季是蔬菜的淡季，但野菜的生长期早于一般蔬菜，而且富含维生素，可采来食用，以补充一般蔬菜的不足，见表8。

总之，春暖花开，我们谈到的只是春季食疗的大原则，如果想做好春季的食疗养生，还应该根据自己的身体状况和具体的疾病去进行辨证施食。

表6　常见的平补饮食物

种类	食品
谷豆类	粳米、青稞、玉米、赤小豆、白扁豆、黑大豆、豌豆、豇豆、黄豆、豆浆、豆腐
蔬果类	橘子、金橘、空心菜、核桃、大枣、莲子
肉类	牛肉、牛肝、猪肉、猪血、鹅肉、驴肉、鸽肉
其他	芝麻、蜂蜜、山药、红薯、蛋类、银耳、蘑菇以及各种海产品

表7　常见的清补饮食物

种类	食品
谷豆类	小麦、大麦、荞麦、小米、薏米、绿豆
蔬果类	甘蔗、香蕉、西红柿、丝瓜、莴笋、芹菜、豆芽、菠菜
肉类	螺肉、鸭肉、羊肝、兔肉
其他	干百合、海带、海蜇、紫菜

表8　常见春季蔬菜防病治疗作用

名称	性味	功效	防治病症
荠菜	性凉，味甘、淡	补虚益胃，利肝明目，降压止血，清热利尿	高血压，尿血，鼻出血
茼蒿	性平，味辛、甘	调和脾胃，通利二便，化痰止咳	高血压，痰热咳嗽，内热便秘
马兰头	性微寒，味甘	补养肝血，清热明目	肝炎，高血压，眼底出血，青光眼，目赤胀痛
蒲公英	性寒，味苦、甘	清热解毒，消肿散结，利尿通淋	肝炎转氨酶升高，胆囊炎，乳痈，瘰疬，疔疮肿毒，咽痛，肺痈，肠痈，目赤，湿热黄疸，热淋涩痛
菊花脑	性凉，味甘	清肝明目，调中开胃	高血压，大便秘结、目赤肿痛
茵陈蒿	性凉，味苦、辛	清热除湿，利胆退黄	病毒性肝炎，湿热黄疸，小便不利，风痒疮疥
鱼腥草	性微寒，味辛	清热解毒，消痈排脓，利尿通淋	肺痈吐脓，痰热喘咳，热痢，热淋，痈肿疮毒
枸杞头	性凉，味甘、微苦	补肝肾，益精气，清热止渴，明目	高血压，糖尿病，性功能衰退，视力减退
空心菜	性寒，味微甘	清热凉血，利尿除湿，解毒	血热所致的出血，热淋小便不利，妇女湿热带下，野菌中毒，疮肿，湿疹，毒蛇咬伤
春笋	性寒，味甘	清热化痰，利水消肿，润肠通便	高脂血症，高血压，冠心病，肥胖症，脂肪肝，糖尿病，水肿，发热咳嗽
香椿芽	性凉，味苦、平	清热解毒，健胃理气，润肤明目	疮疡，脱发，目赤，肺热咳嗽
魔芋	性温，味辛、甘	活血化瘀，解毒消肿，宽肠通便，化痰软坚	高血压，高脂血症，糖尿病

✿ 本节小结

食疗注意三春暖，补甘减酸以养脾。升发当需养阳气，因时食宜须谨记。

✿ 食医小试

春季不同阶段的饮食原则是什么？

第十三讲　炎炎夏日论食疗

本节要点

◈ 夏季气候特点

◈ 夏季食疗原则

一、夏季的气候特点

在一年四季中，夏季是一年里阳气最盛的季节，气候炎热而生机旺盛，对于人来说，此时是新陈代谢旺盛的时期，中医认为此时人体阳气外发，伏阴在内，气血运行亦相应的旺盛起来。《黄帝内经》里讲"春夏养阳"，意思是，在炎热的夏天，要注意保护体内的阳气。

从气候特点来说，暑热乃夏季的主气。中医上讲暑为火热之气所化，暑气太过，伤人致病，则为暑邪。暑邪致病，有明显的季节性，主要发生于夏至以后，立秋之前。故《素问·热论》说："先夏至日者为病温，后夏至日者为病暑。"暑邪致病，有伤暑和中暑之别。起病缓，病情轻者为"伤暑"；发病急，病情重者，为"中暑"。夏季阳气亢盛，气候炎热，人们常常会感到消化不良，食欲不振，四肢乏力。这是因为夏天的气候暑热兼湿，汗孔开泄，出汗较多；加之人们喜食生冷寒凉之物，更易伤脾胃所致。

从季节气候上来讲，夏季的食疗养生是增强人体对炎热气候的适应能力以及防治中医所说的暑证、暑湿证的有效手段，并对增强人体在秋、冬季适应外界环境的能力有重要意义。

二、夏季饮食原则

夏季饮食原则概括来说主要有少生冷、要吃苦、多喝水、吃清淡。

从阴阳学角度看，夏月伏阴在内，饮食不可过寒，如《颐身集》所说："夏季心旺肾衰，虽大热不宜吃冷淘、冰雪、蜜水、凉粉、冷粥。饱腹受寒，必起霍乱。"心旺肾衰，即外热内寒之意，因其外热内寒，所以冷食不宜多食，贪多定会寒伤脾胃，令人吐泻。西瓜、绿豆汤、乌梅小豆汤，虽是解渴消暑的佳品，但不宜冰镇食用。按中医学的脏与脏之间的关系讲"肾无心之火则水寒，心无肾之水则火炽；心必得肾水以滋润，肾必得心火以温暖"。从中不难看出心、肾之间的重要关系。夏季不宜过食生冷及冰镇的饮料和食物，以免损伤脾阳，同时更应注意饮食卫生。不宜食热性食物，以免助热生火；不宜辛散开泄过多，以免耗气伤津。夏季最忌饮食不洁、暴饮暴食、肥甘厚味、生冷油腻，饮用冷饮、啤酒无度。因此，夏季饮食宜注重选择绿豆、西瓜、莲子、鸭肉、甘蔗、梨等甘寒之品。

从中医角度讲，夏季饮食宜多食酸味、苦味。夏季酷暑炎热，高温湿重，苦味食物，既可清泄暑热，又能健脾燥湿，增进食欲，所以应经常食用苦味食物，如苦瓜，味苦，性寒，具有清热解毒，清心祛火，清肝明目，健脾益胃的功效，适于中暑、糖尿病、风热感冒及各种热性病。苦菜，味苦，性寒，具有清热解毒，凉血明目，和胃，止咳的功效，适用于痢疾、黄疸、血淋、痔瘘、咳嗽、支气管炎、疳积。蒲公英，味甘、微苦，性寒，具有清热解毒，凉血明目，和胃，止咳的功效，适用于上呼吸道感染。另外莴笋、芹菜、莲子、百合等也都是夏季食物中的佳品。

由于夏季炎热而出汗多，随汗丢失大量的水分，所以，夏季特别要注意多饮水，以补充机体因出汗丢失的水分。解暑的饮料中以茶水为最佳，特别是绿茶，有消暑解渴，清热泻火的作用。饮水要注意：每日饮水1500～2000毫升，时时饮用，不要等口渴时再饮；大渴时不宜饮水过多，以免胃部不适；餐前及进餐时不宜饮白开水，以免冲淡胃液，影响消化；晨起喝水有助健康，睡前不宜多饮水；不要过贪冷饮。

盛夏之际，气候炎热，人体脏腑的功能，特别是胃肠功能较弱，所以饮食上还要顾护脾胃。如人体出汗多，饮水多，胃肠消化吸收功能减弱则易导致食欲不振；天气炎热，人们又常常贪凉饮冷，此时极易造成胃肠功能紊乱；夏季的饮食应该以清淡为主，菜肴色泽不宜过深，口味不宜过浓，避免食用难以消化的食物，应重视健脾养胃，勿过饱过饥，同时如果过食肥甘厚腻之物，则损伤脾胃，影响消化吸收，有损健康。

总之，夏季食疗养生宜清热解暑，益气生津；长夏还应注意清暑利湿。促进消化吸收功能，保证身体有足够的营养，这是夏季食疗养生的根本。夏季宜摄取的饮食物见表9。

表9　夏季宜摄取的饮食物

特点	饮食物名称
味酸	枇杷、芒果、猕猴桃、青梅、葡萄、李子、柠檬、橄榄、菠萝、桃、海棠、杏、山楂、西红柿、米醋
甘凉	小麦、白高粱、薏苡仁、芡实、黑面、面筋、青稞、绿豆、豆腐、白扁豆、黑芝麻、西瓜子、马铃薯、白菜、莴苣、竹笋、荸荠、黄花菜、龙须菜、菠菜、冬瓜、西瓜、甜瓜、丝瓜、黄瓜、菜瓜、木瓜、茄子、柿子、茭白、萝卜、芦笋、罗汉果、菊花、竹沥、竹叶茶、绿茶、冰糖、薄荷、海蟹、青蛙、紫菜、海带、蛤蜊、银耳、杏仁、猪肝、猪肠、驴肉、鸭肉、鸭蛋、黑鱼、田螺、河蚌、荷叶、梨、柑桔、橙、柚子、桑椹、香蕉、椰子、白糖

特点	饮食物名称
祛暑利湿，清热解毒	绿豆、蚕豆、赤小豆、黄豆、生萝卜、茄子、白菜、芹菜、黄花菜、茼蒿、茭白、竹笋、荸荠、菜瓜、西瓜、冬瓜、冬瓜子、丝瓜、黄瓜、甜瓜、苦瓜、菊花、荷叶、苋菜、菱角、香蕉、茶、青鱼、鲫鱼、鲢鱼、牛蛙肉、高粱
健脾养胃，滋阴补气	菠菜、藕、茭白、西红柿、胡萝卜、鸡蛋、苹果、牛奶、葡萄、莲子、桑椹、蛤蜊、鹅肉、鸭肉、青鱼、鲫鱼、鲢鱼、赤小豆、炒大麦粉、豆腐、枸杞苗、桃、甘蔗、甜瓜、西瓜、橘子

❀ 食疗小贴士

苦瓜芹菜汁

【原料】苦瓜1条，芹菜2根，蜂蜜少许。

【制法】将苦瓜洗净去籽，切成小块放入榨汁机中。芹菜去叶洗净，切成小段放入榨汁机中，与苦瓜一起榨汁，然后加入蜂蜜即可。

【功能主治】利尿，清热消暑，降压减肥，补充营养。

❀ 本节小结

赤日炎炎多暑热，益气生津把水喝。清淡饮食护脾胃，不吃油腻心安和。

❀ 食医小试

夏季的饮食原则是什么？

第十四讲　秋风送爽道食疗

本节要点

◇ 秋季气候特点

◇ 秋季食疗原则

一、秋季的气候特点

入秋之后，气温逐渐降低，湿度也开始减少，气候日渐干燥，人的皮肤黏膜水分蒸发加速，于是人体出现皮肤干涩、鼻燥、唇干、咽痛、头痛、手足心热等现象，这就是人们所说的"秋燥症"。从养生防病的角度来说，"润其燥"是秋季养生的大法，所以饮食上要注意用清淡滋润之品以防燥。

二、秋季的食疗原则

秋季饮食调养的首务为滋阴润燥。其次，饮食当多温少寒，并可适时进补。还应遵循"少辛增酸忌苦燥"的原则。同时，要注意饮食卫生，防止病从口入。

入秋后，雨水逐渐减少，空气湿度降至人们生活所需限度（相对湿度70%）以下。因而，燥是秋季的主气，属阳邪，其引起的疾病有温燥（初秋）和凉燥（深秋）。初秋，仍有夏季的高温，加上天晴少雨，气候干燥，此时感染的燥邪为温燥，主要伤阴，即损害人体的津液，症状主要表现为皮肤干燥、舌红少津、毛发干枯、小便赤黄、大便干结、口鼻咽干、胸痛干咳、少痰、痰中带血丝，甚至发热。秋燥所致咳嗽时间较长，难以速愈，使人生畏。故人们把秋季的温燥称为"秋老虎"。因此，要注意养阴清热，润燥止渴，清心安神。合理调整饮食结构，经常食用一点滋阴润燥的食物，能够有效地防止燥邪对人的侵袭，三餐应增加牛奶、豆浆、稀粥、绿豆羹；三餐之间增加果茶、藕粉、芝麻糊、饮料、茶水或多汁水果。适量多吃蔬菜水果，以补充体内维生素和矿物质，并起到清火解毒的功效；蔬菜应选择新鲜汁多的萝卜、黄瓜、冬瓜、西红柿、马蹄、菱角、莲藕等；水果应食用养阴生津之品，如梨、甘蔗、葡萄、西瓜、香蕉、广柑、核桃、乌梅、椰子汁。但脾胃功能低下，时常脘腹胀满、大便泄泻者最好不要吃上述食品，因为它们性偏凉，应该先调理脾胃，待脾胃功能恢复后，再适当吃一些滋阴的食品。

秋季的饮食调养应特别注意不要过食寒凉之品或生冷、不洁瓜果，以免造成肠胃功能紊乱，发生各种消化道疾患。所以提出"秋宜温"的主张，也就是说秋天应当避免过食性寒凉的食品，应当多吃一些温性食物。老人、儿童及体弱者尤当注意。如西瓜是夏季消暑佳品，但在立秋之后，不论是西瓜还是香瓜、菜瓜都不宜多吃，否则会损伤脾胃的阳气，引起腹泻、痢疾等疾病，所以有"秋瓜坏肚"的民谚。

俗话说："一夏无病三分虚。"立秋一到，气候虽然早晚凉爽，但仍有秋老虎肆虐，故人极易出现倦怠、乏力、纳呆等"秋乏"症状。这是由于人体"营养库"的储存经过夏季的消耗，有待补充，人体各器官、系统的功能也有待调整。秋季食疗的正确方法是，先补食一些富含营养又易消化的食物，以调理脾胃功能，如鱼、瘦肉、禽蛋以及山药、薏苡仁、莲子等，切忌顿顿大鱼大肉。因为秋季进补是冬令进补的前奏，因此有"引补"或"底补"之称。秋季的饮食，应选用一些防燥护阴、滋肾润肺之品，如萝卜、西红柿、梨、柿子、大枣、燕窝、银耳、核桃仁、杏仁等，以清肺生津、养阴润燥、补益气血。也可适当多吃一些瘦肉、牛肉、鸭肉以及牛奶、豆浆、蜂蜜等。

秋季饮食，应遵循"少辛多酸"的原则，辛味归肺，肺属金，通于秋气，肺气盛于秋；少吃辛味的食物，是要防肺气太盛。酸味归肝，肝属木。中医学认为，金克木，即肺气太盛可损伤肝的功能，故在秋天要"增酸"，以增加肝脏的功能，抵御过盛肺气之侵入。具体而言，秋季宜食用一些性味有酸的食物，如广柑、山楂、芝麻、糯米、蜂蜜、荸荠、葡萄、萝卜、梨、柿子、莲子、百合、甘蔗、菠萝、香蕉、银耳、乳品等食物，也可食用人参、沙参、麦冬、川贝、杏仁、胖大海、冬虫夏草等具有益气滋阴、润肺化痰作用的中药制作的药膳。另一方面要少吃葱、姜、蒜、韭菜、辣椒等辛味之品，而要多吃酸味的水果和蔬菜。

中医学认为，苦性燥，苦燥之品易伤津耗气。《素问·五脏生成论》篇中云："多食苦，则皮槁而毛拔。"秋季燥邪当令，肺为娇脏，与秋季燥气相通，容易感受秋燥之邪。许多慢性呼吸系统疾病往往从秋季开始复发或逐渐加重。所以，《金匮要略·禽兽鱼虫禁忌篇》中以五脏病、五味和四时之间的生克制化关系，提出"肺病禁苦……秋不食肺"的观点。因此，秋季食疗应忌苦燥。

初秋时节，气候尚热，故饮食清淡，既可清热防暑、敛汗补液，还能增进食欲。少食用多脂、厚味及辛辣上火的食物。一是多食用新鲜蔬菜瓜果，既可满足所需营养，又可预防中暑。二是主食以稀为宜，如绿豆粥、莲子粥、荷叶粥等。三是可适当饮些清凉饮料，如酸梅汤、菊花茶等。四是可以适当吃些醋，既能生津开胃，又能抑制、杀灭病菌，预防肠道传染病。

总之，秋天每餐进食宜简不宜繁，这是由于人体阳气衰弱，脾胃消化功能亦弱，每餐食用品种繁多的食物，不易消化，容易导致脾胃病。秋季宜食之品见表10。

表10　秋季宜食之品

名称	功效	适应证
苹果	润肺生津，健脾止泻，顺气消食，醒酒	高血压，高脂血症，肥胖症，贫血，癌症，慢性胃炎，便秘
香菇	抗癌防衰，降血脂、降血糖，防流感	气虚头晕，贫血，高血压，高脂血症，动脉硬化，糖尿病，急慢性肝炎，脂肪肝，胆结石，便秘，肥胖症及癌症
茄子	清热活血，宽肠通便，消肿止痛	高血压，动脉硬化，咯血，内痔便血，紫癜
菜花	强肾壮骨，补脑填髓，健脾养胃，清肺润喉。可增强儿童抵抗力、促进生长发育	口干口渴，食欲不振，大便干结，肥胖症，癌症
莴笋	通乳汁，助发育，消水肿	小便不利、水肿，产妇乳汁不通，糖尿病，肥胖症
小白菜	益心肾，健脾胃	胃及十二指肠溃疡
银耳	补肺养阴，益气，健肾益胃，养肤提神	秋燥症及肺虚体弱，干咳气短

名称	功效	适应证
栗子	健脾养胃，补肾强筋	中老年腰腿疼痛
花生	润肺补肺	秋燥干咳或肺燥咳嗽
红薯	健脾益胃，补中通便	脾胃气虚、习惯性便秘及癌症
菱角	健脾开胃，益气补虚	脾虚而致食欲不振、慢性腹泻，癌症
莲子	养心安神，益肾固精，补脾止泻	体虚心悸，失眠多梦，遗精，慢性腹泻，妇女白带量多
百合	润肺止咳，补中益气	慢性支气管炎，肺气肿，肺结核，支气管扩张咳嗽咳血
鸭子	滋阴养胃，清肺补血，利水消肿	痨热骨蒸，血晕头痛，阴虚失眠，肺热咳嗽，肾炎水肿，小便不利，低热
鳝鱼	补虚损，强筋骨，祛风湿	气虚脱肛、子宫脱垂，风湿痹痛，糖尿病，高脂血症，冠心病，动脉硬化

✿ 食疗小贴士

下面介绍一个适合秋季服用的药膳方。

玉灵膏

【原料】龙眼干100克，西洋参10克，白砂糖10克。

【制法】1. 将龙眼干切碎后捣烂。

　　　　2. 西洋参研磨成粉。

　　　　3. 将捣碎的龙眼干、西洋参粉和白砂糖混合均匀放入炖盅。

　　　　4. 隔水蒸40个小时制膏。

【功能主治】补血，益气，安神，改善睡眠，益脾胃。

✿ 食医小试

秋季的饮食原则是什么？

第十五讲　天寒地冻话食疗

本节要点

◈ 冬季气候特点

◈ 冬季食疗原则

一、冬季的气候特点

春生、夏长、秋收、冬藏。冬季是藏匿精气的时节，此时由于气候寒冷，人体对能量与营养的要求较高，而且人体的消化吸收功能也相对旺盛，适当的饮食调补不但能提高机体的抗病能力，还可把食品中的有效成分储存在体内，为来年开春乃至全年的健康打下基础，所以民间流传有"今年进补，明年打虎；冬季不补，春季受苦""三九补一冬，来年无病痛"的谚语。

二、冬季的食疗原则

进入冬季后，人体的生理功能、食欲均会受到寒冷气候的影响而发生变化。加之冬季正值蔬菜淡季，供应的蔬菜品种和数量较少。因此，对于冬季的饮食营养就有特殊的要求。冬天的寒冷气温可影响到人体的内分泌系统，使某些激素如甲状腺激素、肾上腺素等分泌增多，从而加速了糖、脂肪和蛋白质三大热源营养的分解，导致较多热量散失于体外，使人体耐力和抵抗力减弱。所以，冬天应注意多进食高热量的食物，增加热能的供给，以提高机体对低温的耐受力，这样的食物包括碳水化合物、脂肪、蛋白质，除摄入足够的富含糖和脂肪的食品如粮食、食油以及其他富含脂肪的副食品外；尤其应考虑补充富含优质蛋白质的食物，如瘦肉、鸡鸭肉、鸡蛋、鱼、牛奶等。

此外，冬天的日常膳食，可适当增加些"肥甘厚味"的食品，但不宜过多。到了冬季，人体的消化功能比春季、夏季、秋季均为活跃，胃液分泌增多，食量加大，这反映了冬季机体对热能需求的增加。当机体处于寒冷的环境中，要维持体温平衡，就必须增加体内的代谢率，从而加大了对食物的需求量，特别对脂肪性食物的吸收较好，所以摄食适量的脂肪有较好的抗寒耐冻作用，但不宜过多，以防发生高脂血症和肥胖病。

冬季气候寒冷，人体的阳气也相对偏弱，中医素有"虚则补之""寒则温之"之说。因此，在冬季要重视饮食调理，日常膳食中应注意温阳散寒、补益肾气。一是多食温热性食物，如牛肉、羊肉、狗肉、鸡肉、桂圆肉、韭菜、糯米等；二是要注意多喝热汤，以滋润脏腑，增进食欲，驱寒保暖；三是多食用"黑色食品"。

黑色食品如黑米、黑豆、黑芝麻、黑木耳、黑枣、黑菇、桑椹、魔芋、乌鸡、乌贼鱼、甲鱼、海带、紫菜等，之所以适宜在冬天食用，是由天、地、人之间的关系所决定的。按照五行理论，黑色配属于肾，肾与冬相应，黑色入肾。中医学认为，肾主藏精，肾中精气为生命之源，是人体各种功能活动的物质基础，人体生长、发育、衰老以及免疫力、抗病力的强弱与肾中精气盛衰密切相关。"肾者，主蛰，封藏之本，精之处也……通于冬气"（《素问·六节藏象论》）。因此，冬季是补肾的最佳时机，而黑色食品是补肾最有效的手段。

与羊肉、狗肉一类温肾壮阳食品不同的是，黑米、黑豆、黑芝麻等黑色食品不仅营养丰富，为诸食品之冠，而且大多性味平和，补而不腻，食而不燥，对肾气渐衰、体弱多病的老人尤其有益。所以，冬天不妨吃"黑"，让黑色食品进入你的餐桌。

冬季是肾当令之时，咸属肾，苦属心，咸能胜苦。故《四时调摄笺》中指出："冬日肾水味咸，恐水克火，故宜养心。"所以，饮食上宜"减咸增苦"以养心气，保心肾相交，如苦瓜、苦菜、芹菜、芥蓝、莴笋、苦丁茶均可养心。冬季虽宜热食，但燥热之物不可过食，勿多食葱、蒜等，以免使内伏的阳气郁而化热。冬季切忌吃较硬和生冷的食物，此类食物多属阴，易伤脾胃之阳，常易造成中气下陷、形寒肢冷、下利清谷等病症。

冬季食补一忌耗阴伤阳，应注意"养藏"。可食用温补肾阳、调和气血的辛温食品，如粳米、籼米、黄豆等谷豆类；韭菜、萝卜、黄花菜等蔬菜；羊肉、狗肉、牛肉、鸡肉、雀肉及鳝鱼、鲢鱼、带鱼、虾等肉食；橘子、椰子、菠萝、枣、龙眼等水果。二忌盲目乱补。对偏于阳虚者，以食用羊、鹿、狗、鸡肉等温热品为宜；气阴不足者以鸭、鹅肉及龟鳖、银耳等为好；形体消瘦、易于激动者，应食用滋阴增液、养血生津的食物，以"淡补"为主，禁用辛辣；体态丰腴、肌肉松弛者，宜食用甘温食物，忌食寒凉、冷腻。三忌峻进滥补。食补应平稳缓和，忌矫枉过正。消化不良者忌过食滋腻食物；易于上火者，忌过食温燥食物；高血压、糖尿病者，忌过食精、荤、甜食；患有感冒等外感病症时，不当食补可留邪为寇，遗患无穷。四忌过分依赖温补。一味依赖食物温补，过多地食用高热能、高脂肪的食物和酒类等，可造成和加重心血管病；而且，一冬下来，有可能多长出赘肉，会给原来就肥胖或心血管功能不佳者带来许多不利影响。食补必须在身体整个机能状态较好的情况下才能发挥良好的作用，因此，在进补的同时，必须加强运动健身，以消耗多余脂肪，锻炼心肺功能，改善血液循环，保持大便通畅，以便及时排出代谢废物和毒素。

此外，冬季要防"火锅病"。七八分熟的羊肉易感染旋毛虫病；火锅中含有的高浓度"嘌呤"，可诱发痛风。也不要过食辛热。食用过热食物，可造成广泛的黏膜损伤；过食热燥食物，还可导致肺胃火盛。还要注意防食物配伍不当。如食羊、牛、狗肉之后，再食绿豆、鲜萝卜、西瓜，会使前者的温补功能大大削弱。冬季适宜的温补食物见表11。

表11 冬季宜食常见温补食物一览

种类	功效
玉米	由于玉米富含亚油酸，具有降低血脂、软化血管、降低血压、促进微循环的作用，故有防治动脉粥样硬化及心血管疾病的效果
黄豆	黄豆富含大豆异黄酮，这种植物雌激素能延缓皮肤衰老，此外，黄豆在降低高脂血症患者血液中的"坏"胆固醇的同时，不影响血液中的"好"胆固醇，有很好的降脂效果
红薯	补虚乏，益气力，健脾胃，强肾阴
大豆	大豆的营养成分比较齐全，其中蛋白质是"完全蛋白质"，含赖氨酸较高，能弥补粮食中的不足。它既可当蔬菜，又可代替粮食，冬天吃大豆特别有益。大豆味甘，有和胃、调中、健脾、益气的功效
大白菜	大白菜性温味甘，入脾胃经。有温胃益气、驱寒防风的作用。对于胃脘冷痛、腹部怕凉、小腹疼痛、排便不畅有改善作用
黑豆	黑豆是各种豆类中蛋白质含量最高的，比猪腿肉多一倍还有余。它含有的脂肪主要是单不饱和脂肪酸和多不饱和脂肪酸，其中人体需要的必需脂肪酸占50%，还有磷脂、大豆黄酮、生物素，所以吃黑豆没有引起高血脂之虞，还有降低胆固醇的作用。黑豆性平味甘，有润肠补血的功能
生姜	生姜性热，味辛，有温暖、发汗、止呕、解毒、温肺等作用
香菇	香菇含有多种维生素和矿物质、50多种酶及游离氨基酸、胆碱、腺嘌呤、麦角甾醇及香菇多糖，有抑制体内合成胆固醇、促进胆固醇分解和排出、防止血脂升高的功效
山羊肉	山羊肉性热、入脾肾经，有温肾助阳、强腰健骨的作用
鲈鱼	鲈鱼含有丰富的、易消化的蛋白质、脂肪、维生素B_2、尼克酸、钙、磷、钾、铜、铁、硒等。鲈鱼性温味甘，有健脾胃、补肝肾、止咳化痰的作用。冬天，鲈鱼肥腴可人，肉白如雪，鱼肉细腻，是最好的品鲈鱼季节
大葱	大葱味辛，性温，具有发汗解表，温中祛寒的作用。主要用于外感风寒，发热寒战，头痛鼻塞，咳嗽，咳白痰，胸闷气短等呼吸道症状
小米	小米性平偏温，味甘，色黄入脾，能和胃温中。小米粥常用于小儿脾虚泄泻，老人气虚乏力，产妇产后补养
鲫鱼	鲫鱼性温，味甘，能补脾益气、温中下气、利水消肿、补血通乳。鲫鱼含不饱和脂肪酸，常吃鲫鱼不仅能健身，还能减少肥胖，有助于降血压和降血脂
黄豆芽	黄豆芽是大豆在水中浸泡发芽的产物，在自身酶的作用下，大豆中蛋白质结构变得疏松，蛋白质的消化率和生物效价提高，维生素（B_1、B_2、C）的含量以及水溶性纤维素含量增加，成为理想的高营养蔬菜。黄豆芽味甘、性凉，入脾、大肠经，具有清热利湿、消肿除痹、祛黑痣、治疣赘、润肌肤的功效，对脾胃湿热、大便秘结、寻常疣、高血脂有食疗作用

食疗小贴士

鲫鱼羊肉汤

【原料】羊肉500克，白萝卜1块，鲫鱼1条，花椒适量，枸杞子、姜、葱、香菜、料酒适量。

【制法】（1）将鲫鱼洗净，姜片、葱段、花椒下锅煎至两面有点焦黄，下水开始熬鱼汤。（2）羊肉洗净，切块，冷水下锅，加入一块白萝卜（用筷子戳几个洞，为了去膻味），姜片煮开，将羊肉捞出沥水备用。（3）在刚刚一直熬着的鱼汤里加入姜片、花椒、枸杞子、葱、胡椒、料酒，倒入备用的羊肉（如果之前鱼汤已经熬得够白了就可以将鲫鱼捞出来，如果还不够，也可以下了羊肉继续熬，中途再将鱼肉捞出，避免鱼煮得过烂有刺）。大火煮开后转小火熬大致1小时。（4）倒入白萝卜继续炖大约半小时。（5）起锅，加入香菜。

【功能主治】补肾壮阳、暖中祛寒、温补气血、开胃健脾。

食医小试

冬季的饮食原则是什么？

第十六讲　南北有别食有异

本结要点

◈ 因地食宜的原则
◈ 因地食宜的主要内容
◈ 因地食宜的意义

俗话说"百里不同风，千里不同俗"，就我国南北方而言，不同的地理环境会造就不同的风俗习惯，特别是在饮食上的南北差异也使得中医食疗学因地食宜的原则变得更加有意义。所谓因地食宜，就是指根据不同地理环境特点来选用适宜的食物。我国幅员辽阔、地域宽广，气候多样，不同地区由于地势高低、气候条件的差异，形成了各自的特点。

《黄帝内经》认为，由于人们居住的地理位置不同，气候寒热温凉是有区别的。如《素问·五常政大论》说："天不足西北，左（北方）寒而右（西方）凉，地不满东南，右（南方）热而左（东方）温""地有高下，气有温凉，高者气寒，下者气热"。就是说，西北地势高，阳热之气不足，气候寒冷，饮食宜辛辣温热；东南地势低，阴寒之气缺乏，气候温热，饮食宜甘淡寒凉。

《素问·异法方宜论》专门论述了由于居住地区不同，人们生活环境和生活习惯各异，因而治疗疾病包括养生防病，必须因地制宜。譬如南方地势低下多潮湿，易于湿困脾虚，饮食菜肴中宜多用辛辣之品，像四川地区就喜食辛辣食物；北方地势高上多风燥，易于风燥伤肺，宜多食新鲜蔬菜，像青海地区就喜食蔬菜。

因地食宜的原则还体现在进行饮食调补与食疗时，必须注意到地理位置的不同，根据不同地域的特点分别配制膳食，这是提高食疗效果的重要环节。事实上，不同地区特有的饮食习惯，本身就是当地人们在长期的因地制宜的饮食选择过程中逐渐形成的。因为主食的不同，造成了整个饮食结构以及吃法的巨大差异。比如南方和北方，除了食米食面、食鱼食肉的差异，在烹调习惯、口味风格方面亦有巨大不同。比如稀饭，北方就是小米粥、大米粥，最多放几颗枣。但南方人，不仅粥里放菜，就连火腿、松花蛋，都一股脑往里放，甚至粽子都裹香肠、变蛋等。另外南方人喜甜，北方人喜咸。南方人吃菜喜欢分别炒，北方人偏爱一锅熬等。这些在食疗制配上都要加以注意。

另外就烹饪方法来讲，南北也有差异，无论是烤、焖、蒸、炖，还是炙、熘、炒、拌，南方人都有一套繁杂而讲究的程序，追求的是鲜、嫩、香、滑，以求满足味蕾的各类微妙体验。北方人的菜肴，则以色艳味重取胜，最大特点是就地取材，讲究火候。这些也为我们在食疗药膳的制备上提供了参考，即吸取南北饮食烹饪中的精华，选择适合当地人的烹制方法，因为中国有句老话叫"适口者珍"，所以符合食疗对象的饮食口味，使其能够积极配合，主动接受并坚持食疗，也是非常重要的。

还有就是在食材的选择上，除了刚才讲的主食，不同地区的特产不一，食材的选择上也可以根据其品质做到因地选食，这也是中医食疗因地食宜原则的一个体现。比如北方畜肉肥健，南方海产鲜美；同样是药食两用的枸杞，宁夏的枸杞品质就好于其他地方，还有诸如陕北的大枣、河南温县的铁棍山药、东北的黑木耳、云南的松茸、安徽的铁皮石斛、甘肃的当归和党参等，在食疗中均可根据当地的食材特产调整配方，做到就地取材，因地食宜。

总之，因地制宜、因地食宜是中医食疗学重要的原则之一，它既体现了中医学人和自然整体的平衡关系，又反映了辨证食疗的理念，同时可以通过因地辨病、因地择食、因地制食等把食疗与患者的风俗习惯、饮食生活方式有机结合起来，如果能真正的贯彻应用，将为指导中医食疗临床实践起到重要的作用。

❀ 食疗小贴士

鱼头豆腐汤

【原料】鱼头一个，腌雪菜1两，内酯豆腐半盒，姜两片，葱段、料酒、剁椒少许。

【制法】（1）先用油把鱼头煎一下，小火少油（目的是使炖出的汤是白色的）。（2）放料酒、葱、姜、水把鱼头炖出白色汤来。（3）放豆腐接着炖，出锅前放雪菜再炖。（4）10分钟后出锅。腌雪菜本来就有盐，所以不用再放盐了。

【功能主治】健脾补气、温中暖胃。可治疗脾胃虚弱、食欲减退、瘦弱乏力、腹泻等症状，具有暖胃、补气、泽肤、养颜等功效。

✤ 本节小结

南北饮食各有别，因地食宜才是方。食材配制与滋味，不妨入乡就随俗。

✤ 食医小试

如今有很多地方主打当地富硒产品，请问硒有哪些生理作用？

第十七讲　因人食疗辨体质

本节要点

◇ 为何体质有别
◇ 中医体质如何分类
◇ 各类体质有何特点

人的体质、年龄不同，用药膳时也应有所差异。小儿体质娇嫩，选择原料不宜大寒大热；老人多肝肾不足，用药不宜温燥；孕妇恐动胎气，不宜用活血滑利之品。这都是在药膳中应注意的。

美国健康专家阿特金斯医生说："我们都是有着不同的基因倾向、不同的历史、不同的需要克服的健康问题、不同的饮食口味和不同的代谢反应的个体，没有一个可以适合所有人的饮食。"

一、什么是体质

生活中常见这样的事情：

·有人晚上和朋友们一起吃了火锅，第二天脸上长了包……

·夏天吹电风扇，一个人说再开高一点，有的人说再开低一点……

·同样是吃东西，有人吃了冰箱的东西就要拉肚子，有人则喜欢吃凉的东西……

为什么会出现这样的情况？这就要从体质讲起。

体质是指人体生命过程中，在先天禀赋和后天获得的基础上所形成的形态结构、生理功能和心理状态方面综合的、相对稳定的固有特质。

体质可分为偏颇体质和正常体质。

二、体质的分类研究

个体差异性：因遗传因素多样性及后天因素复杂性，同一个体在不同的生命阶段其体质特点呈动态变化。

群体趋同性：同一社会背景、同一地方区域、同一时代，饮食起居比较相同。

因人而异：经过三十多年的科学研究发现人的体质分为九种：一种平和，八种偏颇，即平和质、气虚质、阳虚质、阴虚质、痰湿质、湿热质、血瘀质、气郁质、特禀质。

下面就八种偏颇体质进行详细描述。

1. 湿热质

表现：①面部或鼻部有油腻感；②易生痤疮或疮疖；③感到口苦或嘴里有异味；④大便黏滞不爽、有解不尽的感觉；⑤容易急躁；⑥舌质偏红，苔黄腻。

形成及趋向：湿热相煎，如油裹面，与遗传、久居湿地，善食肥甘、长期饮酒等因素有关。易患痤疮、疮疖、黄疸、复发性口疮、湿疹。

调理原则及方法：分湿消浊，清泄伏火，宜多食赤小豆、绿豆、芹菜、黄瓜、藕等甘寒、甘平之品，少食羊肉、韭菜、生姜、辣椒、胡椒、花椒等甘温滋腻之物及火锅、烹炸、烧烤等辛温助热的食物；避免熬夜，盛夏暑湿较重的季节，减少户外活动的时间；避免居住在低洼潮湿的地方；适宜做大强度、大运动量的锻炼，如中长跑、游泳、爬山等。

2. 气郁质

表现：①感到闷闷不乐、情绪低沉；②容易精神紧张、焦虑不安；③多愁善感、感情脆弱；④容易感到害怕或受到惊吓；⑤肋胁部或乳房胀痛；⑥无缘无故叹气；⑦面貌忧郁。

形成及趋向：与遗传、精神刺激，暴受惊恐，所欲不遂，忧郁思虑等有关；易患抑郁症、失眠、更年期综合征、经前紧张综合征等。

调理原则及方法：疏肝行气，开其郁结，宜多食黄花菜、海带、山楂、玫瑰花等具有行气、解郁、消食、醒神作用的食物，应少食收敛酸涩之物，如乌梅、南瓜、泡菜、石榴、青梅、杨梅、草莓、杨桃、酸枣、李子、柠檬等，以免阻滞气机，气滞则血凝。亦不可多食冰冷食品，如雪糕、冰激凌、冰冻饮料等；不要总待在家里，应尽量增加户外活动；多参加集体性的体育运动项目，如打球、跳舞等。

3. 特禀质

表现：①容易过敏（药物、食物、气味、花粉、季节等）；②打喷嚏、鼻塞、流鼻涕；③荨麻疹、哮喘；④皮肤出现抓痕。

形成及趋向：与遗传，过敏原有关；易患过敏性鼻炎、过敏性紫癜、过敏性哮喘等。

调理原则及方法：临床对于先天性、遗传性疾病，或生理缺陷，一般无特殊调治方法。或从亲代调治，防止疾病遗传。过敏质者或益气固表，或凉血消风，总以纠正过敏体质为法。饮食上注意清淡、均衡，宜食用扶助正气、固护肌表的食物；发病时少吃荞麦（含致敏物质荞麦荧光素）、虾、蟹、酒、辣椒等辛辣之品、腥膻发物及含致敏物质的食物；居室通风，保持空气清新，积极锻炼身体，提高抵抗力。

4. 痰湿质

表现：①腹部肥满松软；②感到身体沉重不轻松；③额部油脂分泌多；④上眼睑比别人肿；⑤嘴里有黏黏的感觉；⑥舌苔厚腻。

形成及趋向：与肥胖，不爱运动，喜食甜、肥、黏、腻的食物，如黄油、巧克力等有关；易患冠心病、高血压、高脂血症、糖尿病、肥胖、代谢综合征。

调理原则及方法：饮食以清淡为主，可多食海带、冬瓜等。少食煎炸、烧烤之品，或甜、黏、油腻的食物，如炸鸡腿、肥肉、黄油等；居住环境不宜潮湿；长期坚持运动锻炼，如散步、慢跑等。

5. 阴虚质

表现：①感到手脚心发热；②两颧潮红或偏红；③感到眼睛干；④感到口干咽燥想喝水；⑤皮肤干燥容易便秘或大便干燥。

形成及趋向：与房事过度，纵欲耗精，或工作和生活压力大，起居没规律，积劳阴亏，或大病之后，尤其曾患出血性疾病等有关；易患有阴亏燥热的病变，或病后易表现为阴亏症状，易患复发性口疮、习惯性便秘、干燥综合征等。

调理原则及方法：饮食以清淡为主，宜选择的食物如芝麻、糯米、绿豆、乌贼、龟、鳖、海参、鲍鱼、枸杞、雪蛤、螃蟹、牛奶、牡蛎、蛤蜊、海蜇、鸭肉、猪皮、豆腐、甘蔗、银耳、蔬菜、水果等性味多甘寒性凉的食品，忌食辛辣之物；保证充足的睡眠时间，以藏养阴气；适合做中小强度、间断性的身体练习。

6. 阳虚体质

表现：①手脚发凉；②胃脘部、背部或腰膝部怕冷；③耐受不了寒冷（冬天的寒冷或冷空调、电扇等）；④吃（喝）凉的东西会感到不舒服；⑤大便稀溏；⑥性格沉静、内向。

形成及趋向：与遗传，嗜好烟酒，长期进食煎炸烧烤类食物，生活压力大，长期熬夜有关；易患更年期综合征，经前紧张综合征、甲减等。

调理原则及方法：宜多食牛肉、羊肉、韭菜、生姜等温阳之品，少食梨、西瓜、荸荠等生冷寒凉食物，少饮绿茶；冬天不要赤脚穿拖鞋、夏天空调不要开得过低；艾灸灸督脉，或用桃木棒敲击督脉20分钟至全身发热，平时可常按摩气海穴，冬季烫脚（可用砖烧热，撒上盐，用脚心踩）；适宜做舒缓柔和的运动。

7. 血瘀质

表现：①皮肤常在不知不觉中出现乌青或青紫瘀斑（皮下出血）；②面色晦暗，容易出现暗斑；③口唇颜色偏暗；④舌质暗，有瘀斑。

形成及趋向：与遗传，跌打损伤，忧郁久病等有关；易患痛经、冠心病、脑卒中等。

调理原则及方法：宜多食山楂、醋、玫瑰花、金橘等具有活血、散结、行气、疏肝解郁作用的食物；少食肥肉等滋腻之品；生活规律，不可过于安逸；可进行一些有助于促进气血运行的运动项目，如各种舞蹈、步行健身法、徒手健身操等。

8. 气虚质

表现：①容易疲乏；②容易气短；③比别人容易患感冒；④喜欢安静、懒得说话；⑤说话声音低弱无力；⑥活动量稍大就容易出虚汗。

形成及趋向：与遗传、过劳、过逸等生活方式因素有关；易患感冒、内脏下垂等。

调理原则及方法：培补元气，补气健脾；宜多食具有益气健脾作用的食物，如黄豆、白扁豆、鸡肉、香菇、大枣、桂圆、蜂蜜等；少食槟榔、生萝卜等耗气之品；避免熬夜，适当午睡，避免劳动或激烈运动时出汗受风，常按足三里。适宜做一些柔缓的运动，如散步、打太极拳、做操等，并持之以恒。

常见体质临床表现与食疗方见表12。

表12　常见体质特征一览

体质分类	临床表现	宜食食物
特禀质	特禀体质有多种表现，有的人经常无原因的鼻塞、打喷嚏、流鼻涕，容易患哮喘，容易对药物、食物、气味、花粉、季节过敏；有的人皮肤容易起荨麻疹，皮肤常因过敏出现紫红色瘀点、瘀斑	食宜清淡、均衡，粗细搭配适当，荤素配伍合理。少食荞麦（含致敏物质荞麦荧光素）、蚕豆、白扁豆、牛肉、鹅肉、鲤鱼、虾、蟹、茄子、酒、辣椒、浓茶、咖啡等辛辣之品、腥膻发物及含致敏物质的食物
气虚质	肌肉不健壮，面色萎黄或淡白。性格内向，情绪不稳定，胆小，不喜欢冒险，平时容易呼吸短促，接不上气，喜欢安静，不喜欢说话，说话声音低弱，容易感冒，常出虚汗，经常感到疲乏无力	在日常食物之外，人参、黄芪、山药、莲子、大枣、茯苓等都是不错的补充。注意尽量少吃油炸食物，少喝汤水。同时注意少吃多餐，避免给本已虚弱的内脏太大压力

体质分类	临床表现	宜食食物
阴虚质	大多性情急躁、外向好动、活泼，加上"不怕冷"，往往被视为"火气旺"、身体好	芝麻、糯米、绿豆、乌贼、龟、鳖、海参、鲍鱼、螃蟹、牛奶、牡蛎、蛤蜊、海蜇、鸭肉、猪皮、豆腐、甘蔗、银耳、蔬菜、水果等
阳虚质	大多精神不振，睡眠偏多；脸色发白，嘴唇颜色很淡	羊肉、猪肚、鸡肉、带鱼、狗肉、麻雀肉、鹿肉、黄鳝、虾、刀豆、核桃、栗子、韭菜、茴香等
瘀血质	往往性格内郁，很容易心情不快甚至烦躁，同时还急躁健忘	黑豆、黄豆、山楂、香菇、茄子、油菜、羊血、芒果、番木瓜、红糖、黄酒、葡萄酒、白酒等，枳壳、陈皮、柴胡
痰湿质	脸有些黄胖还比较油，眼睑总是浮肿。很容易出汗，而且汗很黏	赤小豆、扁豆、蚕豆、花生、枇杷叶、文蛤、海蜇、胖头鱼、橄榄、萝卜、洋葱、冬瓜、紫菜、荸荠、竹笋
湿热质	油光满面、体形有些偏胖、舌苔发黄还很腻、吃东西喜欢口味重的，爱吃辣	宜食用清利化湿食品，如薏苡仁、莲子、茯苓、红小豆、蚕豆、绿豆、鸭肉、鲫鱼、冬瓜、丝瓜、葫芦、苦瓜、黄瓜、西瓜、白菜、芹菜、卷心菜、莲藕、空心菜等
气郁质	长期气机郁滞而形成的性格内向不稳定，忧郁脆弱，敏感多疑的状态	大麦、荞麦、高粱；蔬菜可以多吃刀豆、蘑菇、萝卜、洋葱、苦瓜、丝瓜等，水果适合吃柑橘

❀ 本节小结

人分九种各有异，可辨可调存正气。起居运动都注意，因人不同重食宜。

❀ 食医小试

1. 湿热质有哪些表现？
2. 如何区分阴虚质和阳虚质？

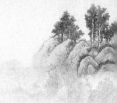

第三章
辨食

第十八讲　药食有别须辨清

本节要点

◈ 药食理论的概念和组成

◈ 药食同源的解读

◈ 药食的区别与应用

　　有人说药补不如食补，中医学上所说的药材与食材是有区别的，为什么说药食同源，哪些中药可以做食疗用，使用中我们又有哪些应注意的问题，中医食疗中选择食物的标准是什么？

　　中医药食理论指通过中医药学理论，借鉴中药学及其他相关学科知识，对食物性味、制用研究具有指导意义的相关理论体系，它包括药食同源、药食同理、药食有别三个部分。

　　一是药食同源。从中医学角度来讲药物和食物均来源于自然界，都是大自然的馈赠。早在远古时代，我们的祖先为了生存，在寻找食物的过程中，经过口尝身受，发现了现在我们能吃的食物以及那些种类丰富的中药，神农尝百草的故事大家都听过，在一定意义上来说神农最早找寻的也许是食品而非药品，由此可见，就中医而言，医药便是从食物中分化而来，二者相辅相成，有的食物具有治病作用，既可当食，也可作药。我国国家卫计委就先后发布了101种既是食品，又是药品的物品，对我们的临床食疗应用来说非常的实用。

　　二是药食同理。中医在认识食物和药物的过程中，都用相同的理论去解读，比如药食均具有形、色、味、气及归经这5个方面的性质，每种食物或药物在这五个方面都有所专，这就构成了每种食物或药物各自的特性或性能——四气、五味、归经、升降浮沉。食物疗法与药物疗法的施用原则相同。例如《素问·六元正纪大论》说："用寒远寒，用凉远凉，用温远温，用热远热，食宜同法。"这种结合气候变化选择药物或食物的治疗原则，中医学称作"因时制宜"。药、食皆可同用此法。

三是药食有别。《素问·藏气法时论》："毒药攻邪，五谷为养，五果为助，五畜为益，五菜为充，气味合而服之，以补精益气。"凡是药物，其性味之偏较大，多有毒，作用猛烈，所以一般用来攻邪。而食物性味之偏较小，平和无毒，一般用来补精益气，强身健体。表明虽然药食一体，但二者仍有区别。

那到底如何区分食物和药物呢，古人的说法很多，隋代杨上善甚至在《黄帝内经太素》中提到"空腹食之为食物，患者食之为药物"这样有趣的说法。实际上，药食的区别主要体现还是药疗和食疗的区别（见表13）。

表13　食疗和药疗的区别

食疗	药疗
摄取过程长，用量大，作用缓	摄取过程短，用量小，作用急
无毒副作用	有毒副作用，只是有大小多少之分
基于营养，成分易被有机化	基于治疗，成分不易被同化
满足心理需求	不一定满足心理需求
辅助治疗或者直接治疗	直接治疗

食疗摄取的过程比较长，用量大，作用也相对缓一些；而药疗摄取过程短，用量小，作用急，食疗大都无毒副作用，而药疗都有一定的毒副作用，是药三分毒，虽是绝对，也有一定道理，另外食疗基于营养，成分容易被有机化，易于吸收，而药疗却有着复杂的药理过程，不易在机体同化，另外食疗可以满足心理需求，因为食疗的剂型具备饮食心理的特质，而药疗除了安慰剂外不一定要满足心理的需求。药食有别，在治疗上，药疗直接起到治疗作用，而食疗主要是辅助治疗，当然随着临床应用的深入，它也可以用于直接治疗，这需要我们更加努力地学习与研究。

㊍ 食疗小贴士

既是食品又是药品的物品名单

1987年版的《食品卫生法（试行）》规定了食品中不得加入药物，但是按照传统既是食品又是药品的，作为原料或调料的除外。原卫生部依照《食品卫生法（试行）》制定出台了《禁止食品加药卫生管理办法》。按新《食品安全法》规定，卫生部将《禁止食品加药卫生管理办法》的名称修改为《按照传统既是食品又是中药材物质目录管理办法》（以下简称《办法》），并起草了《办法》的征求意见稿。名单显示，此前，共有86种药品被列入了药食同源名单，此次新增加了15种，包括人参、山银花、玫瑰花、夏枯草等。其中，《原卫生部2012年第17号公告》批准人参（人工种植）为新资源食品，此次也被列为药食同源食品。金银花列入2002年原卫生部公布《既是食品又是药品的物品名单》，山银花被药店认定为不同产品后，此次也被新增入药食同源食品目录。

这类品种共有101种：丁香、八角茴香、刀豆、小茴香、小蓟、山药、山楂、马齿苋、乌梢蛇、乌梅、木瓜、火麻仁、代代花、玉竹、甘草、白芷、白果、白扁豆、白扁豆花、龙眼肉（桂圆）、决明子、百合、肉豆蔻、肉桂、余甘子、佛手、杏仁（甜、苦）、沙棘、芡实、花椒、赤小豆、阿胶、鸡内金、麦芽、昆布、枣（大枣、酸枣、黑枣）、罗汉果、郁李仁、金银花、青果、鱼腥草、姜（生姜、干姜）、枳椇子、枸杞子、栀子、砂仁、胖大海、茯苓、香橼、香薷、桃仁、桑叶、桑椹、橘红、桔梗、益智仁、荷叶、莱菔子、莲子、高良姜、淡竹叶、淡豆豉、菊花、菊苣、黄芥子、黄精、紫苏、紫苏子、葛根、黑芝麻、黑胡椒、槐米、槐花、蒲公英、蜂蜜、榧子、酸枣仁、鲜白茅根、鲜芦根、蝮蛇、橘皮、薄荷、薏苡仁、薤白、覆盆子、藿香、人参、山银花、芫荽、玫瑰花、松花粉、油松、粉葛、布渣叶、夏枯草、当归、山柰、西红花、草果、姜黄、荜茇。

❀ 本节小结

自古药食两同源，临床应用亦同理。药疗食疗虽有别，相互配合是王道。

❀ 食医小试

食疗与药疗有什么区别？如何区分？

❀ 参考文献

[1]钱伟. 药食虽同源、效果却有别. 药物与人.

[2]朱建平，邓文祥，吴彬才等. "药食同源"源流探讨[J]. 湖南中医药大学学报，2015，35（12）：27-30.

[3]石青，王宁. 我国古代药食两用植物探讨[J]. 北京中医，2007（06）：365-367.

[4]王子寿. 药食的同源与差异[J]. 成都中医药大学学报，2008（02）：58-59.

第十九讲　你分得清食物的阴阳吗

本节要点

◈ 阴阳学说的定义

◈ 食物分阴阳的方法

◈ 食物分阴阳的意义

一、阴阳学说

阴阳学说是我国古代朴素的唯物论哲学学说，对中医学有着深远的影响，中医的阴阳学说既是我们认识事物及病症、了解人体、指导治疗的大法，而在中医食疗学中，阴阳学说也可以帮助我们区分食物的阴阳属性，这是中医药食理论的总纲。

根据中医理论划分事物或现象阴阳属性的标准是：运动的、外向的、上升的、温热的、明亮的、功能的，属于阳的范畴；静止的、内在的、下降的、寒凉的、晦暗的、物质的，属于阴的范畴。据此自然界的万事万物，包括食物都可以进行阴阳属性的划分，这就是食物的阴阳偏性。也就是说有属阴的食物，也有属阳的食物，而那些其寒热阴阳属性不明显，没有偏性、比较平和的食物我们称作阴阳平衡的平性食物，平性食物不论寒证还是热证都可选用的，是比较好的补益食材。

二、食物阴阳之说

中医食疗学为什么要把食物分阴阳，这主要是为了指导临床，属阴的食物最大的特点是性寒性凉，味道偏苦，药性向下，当人体内的阳气太盛，内火太大之时，就可以用它来使身体内的阳气下降，从而达到阴阳平衡；而属阳的食物最大的特点是性温性热，味辛气轻，药性向上，它们的主要功能是让身体内的阳气上升，所以，当人体内的阴气太盛，内寒太大之时，就可以用它来提升阳气，温经散寒。

那么如何进行食物阴阳属性的划分呢？其实没有特别明确的标准，下面我们仅依据中医取类比象的思维，给大家简单介绍几种方法。

（1）按食物含水分的多少来分阴阳。含水分多的食物偏阴，水分少的或干燥的食物偏阳。比如荔枝和龙眼（桂圆）。

（2）按食物的寒热之性来分阴阳。性质寒凉的食物属阴，比如梨和柿子；性质温热的食物属阳。这就是说同一种食物，鲜品比干品偏阴，如新鲜的香菇属阴，晒干的香菇属阳。

（3）按食物的味道（升降沉浮）来分阴阳。一般味道辛香、麻、辣、甜的，就有升浮（往上走）作用；而味道咸、酸、酸甜或者苦涩的，就有沉降（往下走）作用。从食物味道上辨别食物的阴阳属性，重点要注意苦味、辛味、咸味。一般来说，咸味的鱼类、蛤类、海藻类偏属阴性食物（部分海杂鱼除外）；具有苦、辛味的韭菜、生姜、大蒜、大葱、猪肝等属阳性食物。

其他有些说法诸如从可食用部位上或从食物生长地区上辨别食物阴阳属性的方法还有待考量。

三、食物的阴阳关系

食物阴阳属性一直是不变的吗？当然不是，阴阳是可以相互转化的，食物的阴阳属性在不同的条件下可以发生改变。如含水分较多的食物及生鱼片、野菜等生的食物能够清热，因此属阴性食物，但经过高温烹调做熟后就变成了阳性。

另外，食物的阴阳是相对的，比如鸡蛋有两对阴阳。蛋壳为阳，蛋清蛋黄为阴。蛋清和蛋黄也是一对阴阳。蛋清为阴，性凉，能补气、提神；蛋黄为阳，性温，能补血、安神。所以有个说法告诉我们蛋清蛋黄一定要一起吃才能阴阳平衡，这个观点其实对那些以前认为蛋黄胆固醇含量高不敢吃蛋黄的人是一个有意思的提示。

食物阴阳属性的变化还受烹调的影响，中国烹调的作用就是调和阴阳。烹调不外乎水火。火为阳，用火把食物做熟，就可以给它增加阳性的特质，减弱它原有的阴性。这是烹调的基本作用。对于食物分阴阳的方法，大家不需要纠结，其实阴阳属性划分的意义大于它的方法，食物阴阳分类指导我们对食物的认识，是中医整体观的体现；食物阴阳分类指导我们认识饮食治疗、利用食物的寒凉或温热之性来补偏救弊，泻其有余，补其不足，目的在于调整阴阳，恢复机体阴阳的动态平衡，这是辨证观的体现，也是我们今天学习中医食疗学需要掌握的真谛。常见食物的阴阳属性见表14。

表14 常见食物的阴阳属性

类别	特征	常见食物
阴性食物	体型大、叶大而圆，水分多；多呈长形，质地软；味道多为甜、酸，性寒且湿；不易储藏，易腐烂；多生长在热带或成熟于夏季，多适合生食	菠菜、油菜、芹菜、冬瓜、黄瓜、西瓜、苦瓜、梨、香蕉、茄子、西红柿、绿豆、豆腐、小米、大麦、豆浆、白菜、甜瓜、梨等
阳性食物	果实外表坚硬，多为椭圆形，水分少，不易腐烂，纤维含量高；其味道多为咸、苦、辛、辣，多半适合熟食；它们长在地上或地下，多在秋天或冬天成熟	葱、姜、蒜、韭菜、芥末、香菜、樱桃、荔枝、栗子、龙眼、莲子、乌梅、核桃、花生、石榴、李子、桃子等

✿ 本节小结

道法自然重整体，食物有别分阴阳。辨证施用古有方，不妨深入去学习。

✿ 食医小试

如何区分哪些食物是阴性食物，哪些是阳性食物？

✿ 参考文献

[1]文伟. 食物的阴阳定性与平衡[J]. 国际医药卫生导报，1995，（09）：39.
[2]食物中的"阴阳谱". 吴一福. 中国医药报，2000-07-30.

第二十讲　寒凉食物要少吃

本节要点

◇ 食物四气属性
◇ 寒凉食物对人体的影响

　　如果不懂药性，不管临床诊断水平如何高明，辨证分析如何准确，也很难做到正确用药治疗，最终会直接影响到治病的效果，更难以实现药到病除的至高水平。饮食物也是一样，如果不了解某种食物的性味，就无法做到"食有所宜"，不知道什么样的人在什么时候、什么情况下、应该吃什么、怎么吃，也不懂得如何根据体质、时节进行饮食搭配，更谈不上指导人们食疗了。

　　前面一讲中我们提到，食物有阴阳之说，除此之外，中医食疗还和认识中药一样，也规定了食物的寒热温凉的四气属性，叫作食性。

　　凡属性温热的食物都能助阳、温里、散寒；能够扶助人体阳气，纠正寒性体质或治疗寒性病症，多用于寒性体质和寒性病症。凡属性寒、凉的食物多具有滋阴、清热、泻火、解毒等作用；能够保护人体阴液，纠正热性体质或治疗热性病症，主要用于热性体质和热性病症。

　　食物的温热寒凉性质不是人为规定的，是从食物作用于人体所发生的反应，并反复验证后归纳总结得来，是对食物作用的一种概括。此外还有一种平性食物不偏不倚，介乎于两者之间。常具有健脾、开胃、补肾、补益作用。我们这一讲从寒凉食物说起，谈谈食物的性味。一般来说，寒凉属性的归类方法主要是根据其是否具有滋阴、清热、泻火、解毒等作用；此外寒凉也考虑到了古代食物的温度。《周礼·天官·食医》说到"凡食齐视春时，羹齐视夏时，酱齐视秋时，饮齐视冬时"。这段话的意思是说，调剂食物要看四季的气候，饭食宜温，羹宜热，酱宜凉，饮宜冷。说明古代的饮食也是关注温度的，从这点来说温热寒凉的界定标准也可以从食物温度来说。

说到这里就要说说冷饮，它大约起源于3000年前的商代，当时的富贵人家已知冬日凿冰贮藏于窖，以备来年盛夏消暑之需。周朝更设有专掌"冰权"的"凌人"。到了春秋末期，冰的用途就更广泛。诸侯喜爱在宴席上饮冰镇米酒。《楚辞·招魂》中有"挫横冻饮，酹清凉些"的记述，赞赏冰镇过的糯米酒，喝起来既醇香又清凉，可见当时冷饮制作的水平已经相当高。唐代更开始公开出售冰制品，杨万里诗曰："帝城六月日停午，市人如炊汗如雨。卖冰一声隔水来，行人未吃心眼开。"北宋汴京（今开封）的冰店里就有"冰糖、冰雪、冰元子"出售，当时的冰镇酸梅汤，更是风味独特。南宋临安（今杭州）街上卖的有"雪泡豆儿水""雪泡梅花酒"等，宋刘松年的《茗阅赌市》、宋书家的《半茶图》，还把出售冷饮场面画入画中。元代以后，冷饮有了新的突破，出现了"冰淇淋"。明清时，不少美味冷饮名品相继出现了，仅《红楼梦》中就有酸梅汤、玫瑰露、木樨露、凉茶及玫瑰卤子汤等记载。到了如今夏季，很多人为了消热避暑，会饮用大量的冷饮，男性会大量地饮用冰镇啤酒，女孩则嗜食冰激凌、喝冰镇饮料，一般人又都有吃冰镇西瓜等的习惯。但是这些寒凉之气进入人体后，为了对抗这些寒气对人体的损伤，人体就要耗伤大量的阳气，这样人体的阳气会不断地受到消耗。

比如易损伤阳气的寒凉食物螃蟹——性寒、味咸，归肝、胃经。有清热解毒、补骨添髓、养筋接骨、活血祛瘀、利湿退黄、利肢节、滋肝阴、充胃液之功效。对于瘀血、黄疸、腰腿酸痛和风湿性关节炎等有一定的食疗效果。但平素脾胃虚寒、大便溏薄、腹痛隐隐、风寒感冒未愈、宿患风疾、顽固性皮肤瘙痒疾患之人忌食。甚至古人还说月经过多、痛经、怀孕妇女忌食螃蟹，因蟹爪有明显的堕胎作用。在海鲜类产品中，除虾、鲍鱼等极少数属于温热之性外，大部分均是寒凉的，像螃蟹、蛤蜊、生蚝等。所以，像螃蟹类的海鲜，一是不能吃太多，二是吃的时候一定要蘸着姜汁食用才行，姜汁的温热可制约它的寒凉之气。有的人一吃螃蟹，就会出现胃痛，原因就是螃蟹的寒凉之性，损伤了胃阳。

另外还有一种典型的寒凉食物——绿茶，它性质偏寒凉。绿茶有清热去火的作用，适度饮用可以使人的咽喉、口腔、头目等清爽舒适。但凡事就怕过度，绿茶喝得太多，就会削伐人体的阳气，导致阳气的不足。同时还要注意，茶水不能空腹饮用，空腹饮用茶水，茶的寒凉之性会直逼下焦，损人真阳。

由此可见，贪凉饮冷，过食寒凉是对身体没有好处的。常见食物四气属性见表15。

表15　常见食物四气属性

分类	食物品种
寒性食物	淡豆豉、马齿苋、蒲公英、酱、苦瓜、苦菜、莲藕、蟹、蕹菜（空心菜）、食盐、甘蔗、番茄、柿子、茭白、蕨菜、荸荠、紫菜、海藻、海带、竹笋、慈姑、西瓜、甜瓜、香蕉、猪肠、桑椹、蛏肉、柚、瓠瓜、冬瓜、黄瓜、田螺
凉性食物	裙带菜、茄子、白萝卜、冬瓜籽、冬瓜皮、丝瓜皮、油菜、菠菜、苋菜、芹菜、小米、大麦、绿豆、豆腐、小麦、柑、苹果、梨、枇杷、橙子、西瓜皮、芒果、橘、槐花、菱角、薏苡仁、茶叶、蘑菇、猪皮、鸭蛋、荞麦
热性食物	芥子、鳟鱼、肉桂、辣椒、花椒
温性食物	韭菜、小茴香、刀豆、生姜、葱、芥菜、香菜、油菜子、韭子、大蒜、南瓜、木瓜、高粱、糯米、酒、醋、龙眼肉、杏、杏仁、桃、樱桃、石榴、乌梅、荔枝、栗子、大枣、胡桃仁、鹿肉、紫河车、雀、鳝鱼、淡菜、虾、蚶、鸡肉、羊肉、羊乳、狗肉、猪肝、猪肚、火腿、鹅蛋、香橼、佛手、薤白
平性食物	洋葱、萝卜籽、白薯、藕节、南瓜子、土豆、黄花菜、香蕈、荠菜、香椿、青蒿、大头菜、圆白菜、芋头、扁豆、豌豆、胡萝卜、白菜、豇豆、黑大豆、赤豆、蚕豆、黄豆、粳米、玉米、落花生、白果、百合、橄榄、白砂糖、桃仁、李仁、酸枣仁、莲子、黑芝麻、榛子、荷叶、无花果、李子、葡萄、银耳、木耳、海蜇、黄鱼、泥鳅、鲳鱼、青鱼、鲮鱼、鲤鱼、猪肺、猪心、猪肉、猪肾、鹅肉、龟肉、鳖肉、猪蹄、白鸭肉、鲫鱼、鸡蛋、鸽蛋、燕窝、鳗鲡鱼、鹌鹑、鹌鹑蛋、蜂蜜、蜂乳、榧子、芡实、牛肉、牛奶

✿ 本节小结

食物四气有适宜，特别寒凉要注意。过食耗阳也伤气，不偏不倚是大义。

✿ 食医小试

简述中医食疗如何认识冷饮？

✿ 参考文献

[1]沈炎. 寒凉过度伤脾胃. 上海中医药报.
[2]哪些食物属寒凉？有何食疗作用？[J]. 吉林蔬菜，2007，（06）：45.

第二十一讲　食物的五味理论

本节要点

◈ 中医学中食物五味的定义和作用

◇ 中医学食物五味从何而来

◇ 五味与临床应用

如何来认识食物，如何来选择食物，中医学的五味理论会给我们很多的启示，这一讲我们来说说食物的五味理论。按照中医学基本理论，所有的食物均可分为酸（涩）、苦、甘（淡）、辛、咸五大类，习惯上称为五味。不同味的食物具有不同的作用，见表16。

表16 食物五味作用

五味	功效	归经
甘	滋养，补脾缓急，润燥	脾，胃
咸	润下，补肾	肾，膀胱
酸	收敛，固涩	肝，胆
辛	发散，行气，行血，健胃	肺，大肠
苦	清热，泄降，燥湿，健胃	心，小肠

其中辛、甘、淡属阳性食物；酸、苦、咸属阴性食物。酸收、苦降、甘补、辛散、咸软等。

1. 甘味食物

甘味食物具有补虚和中、健脾养胃、缓急止痛等功效，用于预防和治疗脾胃虚弱、气血不足引起的神疲乏力、饮食减少、脘腹疼痛等症。如用山药补中益气、大枣健脾补血、甘蔗补阴生津等。

2. 咸味食物

咸味食物具有泻下软坚、散结等作用，用于治疗肿瘤、癥瘕积聚、便秘等。如海带、海藻、海蜇、紫菜、淡菜、海虾、海参等。

3. 酸味食物

酸味食物具有收敛固涩、生津止泻、涩精止遗等功效，用于肝气升发太过、虚汗、久泻久痢、遗精、带下过多等滑脱之证，如乌梅、五味子、橘子、苹果、葡萄、酸枣、芡实、银杏等。

4. 辛味食物

辛味食物具有发散、行气或润养等作用，多用于表证、气滞血瘀、食欲不振、痰湿内停。如葱、生姜、胡椒等，对于感冒恶寒、发热、鼻塞流涕、咳嗽，以及肝胃气滞饮食不香、胃脘不适有很好的作用。

5. 苦味食物

苦味食物具有清热燥湿、泻下降逆等功效，用于热性体质或热证、肿瘤、喘逆、大便秘结、脑出血等。如苦瓜、百合、香椿叶、藏青果、莲子心等。

五味之外，还有淡味、涩味，由于淡味没有特殊的滋味，所以一般将它和甘味并列，将"淡"附于"甘"；同时，涩味的作用和酸味的作用相同，淡味食物有渗湿、利尿作用，涩味食物有收敛止汗、固精、止泻及止血等作用。因此，虽然有七种滋味，但习惯上仍称"五味"。

在日常生活中，甘味食物最多；咸味和酸味食物次之；辛味食物再次之；苦味食物最少。一般情况下，中医食疗也多采用甘味、淡味食物，咸味和酸味食物次之，辛味食物再次，苦味食物用得最少。

中医理论的"味"的概念是表示药物作用的标志之一，那么不同中药食材的味从何来？

一是由口尝而得。它是药与食物的真实味道的反映。

二是以医疗效果而定。以《中华人民共和国药典》记载的药的"味"与口尝味比较，相同的占35.7%～42%，不同的占58%～66.3%。所以五味不仅是药食物真实味道的反映，也是药食物作用疗效的归纳与概括。各种食物的味可以是一种，也可以兼有几种，这表明了食物整体作用的多样性。除了通过五味理论认识食材，中医药还通过五味理论把药食与人体联系起来，成为一个整体。

五行：金、水、木、火、土。

五味：辛、咸、酸、苦、甘。

五脏：肺、肾、肝、心、脾。

另外，五味理论中还指出五脏有病时，饮食更应该克制，如《灵枢·五味》"肝病禁辛、心病禁咸、脾病禁酸、肾病禁甘、肺病禁苦"等，是饮食禁忌理论重要的组成部分，值得临床深入研究。五味理论既是认识食物的方法，也是我们进行辨证施食的基础，需要认真领会，深入研究。常见五味食物与食用注意见表17。

表17　常见五味食物与食用注意

五味	代表食物	食用注意
酸	石榴、山楂、橙子、乌梅、五倍子、五味子、山茱萸、醋、番茄、马齿苋、橘子、橄榄、杏、枇杷、桃、荔枝、葡萄、柠檬、草莓、菠萝、芒果、猕猴桃	①如果咳嗽有痰，或感冒出汗、有腹泻及排尿不畅等，就不宜食用酸味食品，因为酸味有"收敛""凝滞"作用，不利于病邪的排出②酸不可多食，过食可引起消化功能紊乱，尤其是胃酸过多、胃功能差的人不可多食酸③多食酸会使肌肉变硬皱缩。因酸走筋，故有筋病者勿多食④孕妇吃酸要有选择（山楂、腌制的酸菜类等不能吃）；禁忌：脾胃病忌酸味

中医食疗五十二讲

五味	代表食物	食用注意
甘	糖、玉米、甘薯、土豆、南瓜、芋头、胡萝卜、粳米、糯米、蜂蜜、蜂乳、银耳、牛奶、羊乳、甘蔗、西瓜、栗子、大枣、燕窝、莲藕、黄瓜、荔枝、香蕉、白菜、人参、甘草、黄芪、淮山药、薏苡仁、熟地黄	①过食甘味食物会导致血糖升高，血胆固醇增高，也会使骨痛伤肾、肤色晦暗、头发脱落 ②"味过于甘，脾气不濡，胃气乃厚"。甘味食物吃多了，会导致恶心呕吐、腹泻等不良反应 禁忌：肾病忌甘味
苦	苦瓜、苦菊、生菜、苦菜、莴笋、芹菜叶、苦丁茶、茴香、莲子心、茶叶、蒲公英、百合、白果、桃仁、苦荞麦、荷叶、杏仁、黄芩、厚朴、白芍、芥蓝、咖啡、啤酒	①患有脾胃虚寒、脘腹冷痛、大便溏泻的病人不宜食用苦味食物，否则会加重病情 ②苦味或进食苦味食物过多，会引起胃部不适，出现恶心、呕吐或泄泻 ③苦味主降，气机宣散不到皮肤腠理，就会出现皮肤枯槁、毛发脱落 ④多食苦味还会使牙齿色黑、骨质疏松
辛	姜、葱、大蒜、香菜、洋葱、芹菜、辣椒、胡椒、茴香、豆豉、韭菜、酒、薄荷、木香、紫苏、花椒	①辛味食物大多发散，有较强的刺激性，易伤津液，食用时要适当 ②食入过量会使肺气旺盛，筋脉不舒、肛门灼热，所以一般患痔疮、胃及十二指肠溃疡、便秘、尿道炎、咽喉炎者不可多食 ③多食辛辣对心脏不利，还可造成指甲干枯 ④辛走气，有气病者勿多食，过多食用，容易耗气，严重者可导致气虚 禁忌：肝病忌辛味
咸	盐、腌菜、酱、紫菜、海虾、海带、海参、海蟹、海蜇、地龙、海藻、蝎、蜈蚣、龟肉、海马、鳖甲、肉苁蓉、山慈菇、紫河车、鹿茸、白花蛇	①多食咸可使"舌干喜渴"，严重造成脉凝泣（血流不畅）而变色 ②咸走骨，有骨病者不可多食咸 ③高血压、心肌功能差、肾功能损害者要少食咸，否则会加重病情 禁忌：心肾病忌咸味

🏵 本节小结

五味酸苦甘辛咸，不可单纯以味谈，各自为用皆有法，辨证也当品一品。

🏵 食医小试

食物的五味都有哪些，各自的功效是什么样子的？

参考文献

[1]于丽萍. 食物五味与健康[J]. 山东食品科技，2004，（05）：18.

[2]沈权民. 食物五味与五脏. 上海中医药报.

[3]博恩. 食物的"四性"与"五味". 中国中医药报.

[4]万拯群. 粮食食物的"四性"和"五味"[J]. 黑龙江粮食，2016，（02）：53.

[5]姜苏. 食物的四气五味与健康. 中国气象报.

第二十二讲　从醋的药用谈中医食疗的酸味

本节要点

◈ 酸味食物食疗的作用

◈ 醋的食疗作用

　　酸味食物从中医食疗来说具有收敛固涩、生津止泻、涩精止遗等功效。而食物中的酸味还能给人以爽快、刺激的感觉，具有增强食欲的作用。酸味是有机酸、无机酸和酸性盐产生的氢离子引起的味感。在食品加工中使用酸味剂，一般都有一定的防腐效果，还有助于溶解纤维素及钙、磷等物质。既可帮助消化，增强营养素的吸收，又具有一定的杀菌解毒功效。下面结合醋来说说酸味食物的食疗应用。

　　醋，古人写作酢，别名醯，又有苦酒之称。醋为米、麦、高粱或酒糟等酿成的酸性调味品。味酸而醇厚，液香而柔和，它是烹饪中一种必不可少的调味品，醋中除了含有醋酸以外，还含有对身体有益的其他一些营养成分，醋用于医疗已有悠久的历史。醯，在古代指用于保存蔬菜、水果、鱼蛋、牡蛎的净醋或加香料的醋。

　　历代医家对醋的论述颇多。如张仲景《伤寒论》云："少阴病，咽中伤，生疮，不能言语，声不出者，苦酒汤主之。"《外台秘要》："天行病四五日，结胸满痛壮热，天行毒病非苦参醋药不解。"陶弘景："酢酒为用，无所不入，愈久愈良。以有苦味，俗呼苦酒。"

　　《唐本草》还指出酢有多种，像米酢，若蜜酢、麦酢、曲酢、桃酢等。这对现代开发以醋为主的保健食品都具有指导意义。

　　《本草拾遗》有云："药中用之，当取二三年醋良。"注意，除米醋外，其他醋都不入药。

　　另外《本草纲目》称"大抵醋治诸疮肿积块，心腹疼痛、痰水血病，杀鱼肉菜及诸虫毒气，无非取其酸收之意，而又有散瘀解毒之功。"

神奇的醋疗现代医学也用之于防治流感、肝炎、菌痢、高血压、蛔虫症、食管癌、骨外伤、崩漏、鸡眼、带状疱疹、斑秃、神经性皮炎、湿疹、慢性咽喉炎等。虽然米醋药效颇多，但脾胃湿盛者不宜吃醋。筋脉拘挛、外感初起和胃及十二指肠溃疡胃酸过高者当忌。特别是服"解表发汗"的中药时不宜吃醋。因醋有收敛之性，中医学认为，酸能收敛，当解表发汗的中药与之配合时，醋会促进人体汗孔的收缩，还会破坏中药中的生物碱等有效成分，从而干扰中药的发汗解表作用，应当注意。

总之中医食疗中的酸味食物和食物中的酸味在食疗功效上有着一定的差异，中医学的酸味食物更多的是强调功效，而非味道，应结合食醋的食疗药用仔细理解和把握。

🏵 食疗小贴士

醋的食疗方选——苦酒煎

鸡蛋1个，敲破一端，去蛋黄、留蛋清；醋适量，倾入蛋壳内，并放入半夏6克，置火上烤沸3~5分钟，除去半夏，趁热下蛋清，搅匀，少少含咽。

源于《伤寒论》。方中鸡蛋清能解毒利咽；半夏，《神农本草经》主"喉咽肿痛"，取其能散结消肿；醋则取其有收敛、解毒作用。用于咽喉肿痛不能语言，声音不出。

🏵 本节小结

酸味食物好处多，尤以食醋功效良。调味食疗均可用，日常保健不可少。

🏵 食医小试

醋的食疗作用有哪些？

🏵 参考文献

[1]印万芬，庄慧丽. 醋的营养、食疗和综合开发价值[J]. 中国食物与营养，1998（01）：22-43.

[2]尹奎，耿洪森，郑成林. 关于醋蛋的营养和食疗价值[J]. 中医临床与保健，1989（01）：52.

第二十三讲 "调味四君子"与辛味食物的食疗

本节要点

◈ 辛味食材的基本作用
◈ "调味四君子"的作用与食疗

"调味四君子"是民间对"葱、姜、蒜、椒"四种调味品的称呼，一般烹饪的说法是禽肉放蒜：蒜能提味，禽肉放蒜则肉香味浓，易于消化；贝类放葱：葱能祛寒、抵抗过敏，食贝避咳，也避腹痛；畜肉放椒：花椒助暖，还可祛毒，牛羊狗肉更应多放；鱼类放姜：生姜缓寒，可解腥气，做鱼多放，可助消化，这些说法有着一定的依据和道理。这四种食材都具有中医所讲的辛味的功效。

辛味食物具有发散、行气或润养等作用，多用于表证、气滞血瘀、食欲不振、痰湿内停。如大葱、生姜、芫荽、薄荷、橘皮、洋葱、大蒜、芥菜、花椒、胡椒、桂皮、韭菜等。

辛味是否等于辣味？辛味不等于辣味。

辣味是一种味觉反应。食物中某些化合物所引起的辛辣刺激感觉，不属于味觉，是舌、口腔和鼻腔黏膜受到刺激产生的辛辣、刺痛、灼热的感觉。天然食用的辣味食物我们从其物质来看主要是三类。

一是热辣物质：热辣物质是在口腔中能引起灼烧感觉的无芳香的辣味物质。如辣椒、胡椒、花椒等。

二是刺激性辣味物质：除了能刺激舌和口腔黏膜外，还刺激鼻腔和眼睛，有催泪作用。如芥末、萝卜、辣根及二硫化合物类等。

三是辛辣（芳香辣）物质：辛辣物质的辣味伴有较强烈的挥发性芳香物质。如姜、丁香和肉豆蔻等。

从"调味四君子"的功效来讲，大蒜，性温，味辛平入脾、胃、肺经。具有温中消食、行滞气、暖脾胃、消积、解毒、杀虫的功效。现代医学研究证实，大蒜集100多种药用和保健成分于一身。

葱，味辛、性温，能发表和里，通阳活血，驱虫解毒，可用于风寒感冒、头痛、阴寒腹痛、虫积。不仅如此，葱的营养价值也较高，具有特殊的辛香辣味，是重要的解腥调味品。不过患有胃肠道疾病特别是溃疡病的人不宜多食；表虚、多汗者也应忌食。

花椒，性热味辛。能开胃，温中，止痛，驱虫。《本草纲目》记载："花椒坚齿、乌发、明目。久服好颜色，耐老、增年、健神"。在两汉之前，花椒的主要用途并非烹饪食用，花椒的麻味成分还具有麻醉、兴奋、抑菌、祛风除湿、杀虫和镇痛等功效，古代文献已有记载花椒上入肺经以散寒止嗽，下达肾经以纳气平喘，用治阳虚喘咳等症，甚至还有一定的镇痛作用。

姜，具有活血、祛寒、除湿、发汗等功能，此外还有健胃止呕、辟腥臭、消水肿之功效。故民谚称"家备小姜，小病不慌"，还有"冬吃萝卜夏吃姜，不劳医生开药方"的说法。但凡属阴虚火旺、目赤内热者，或患有痈肿疮疖、肺炎、肺脓肿、肺结核、胃溃疡、胆囊炎、肾盂肾炎、糖尿病、痔疮者，都不宜长期食用生姜。此外，有人感冒喜欢喝生姜红糖水，从治病的角度看，生姜红糖水只适用于风寒感冒或淋雨后有胃寒、发热的患者，不能用于暑热感冒或风热感冒患者，也不能用于治疗中暑。服用鲜姜汁可治因受寒引起的呕吐，对其他类型的呕吐则不宜使用。另外吃生姜并非多多益善。夏季天气炎热，人们容易口干、烦渴、咽痛、汗多，生姜性辛温，属热性食物，根据"热者寒之"原则，不宜多吃，在做菜或做汤的时候放几片生姜即可。

辛味的食材具有发散、行气或润养等作用，多用于表证，日常可以结合应用。常见调味品功效见表18。

表18　常见调味品的功效

品类	功效
醋	性味酸，温。有下气消食、散瘀止痛、软坚散结、防腐杀菌的功效
酱油	性味咸，寒。有健脾开胃，清热解毒功效，与鱼肉等同用还可解其毒
酱	性味咸，寒。具有清热、除烦、解毒功效
食盐	性味咸，寒。功能清热、解毒、凉血、润燥、滋肾通便、止呕消炎
白砂糖	性味甘，寒。入脾、肺经。功效为润肺生津，和中益脾，舒缓肝气
豆豉	性味辛，微温。有解表除烦功效，可用治感冒发热，头痛无汗，胸中烦闷等
花椒	性味辛，温。有散寒下气，益火杀虫功效。可治胸腹冷痛，下痢腹痛，呕吐蛔虫，以及肾虚、肾寒痰喘、腰痛足冷等症
桂皮	性味辛，甘，大热。入肾、脾、心经。功能为温中补阳，散寒止痛，健胃
姜	性味辛，热。入心、脾、胃经。有回阳暖中、助消化、温肺化痰的功效
麻油	性味甘，凉。入胃、大肠经。功能养血，和血，利大肠
黄酒	性味辛，甘，温。归心、肝、肺、胃经。有散寒通经、活血等功效。用于风湿痹痛，心腹冷痛，胸痹，筋脉挛急，跌打疼痛等
冰糖	性味甘，平。入脾、肺经。功能补中益气，和胃润肺，止咳嗽，化痰涎
饴糖	性味甘，平。入脾、胃、肺经。有补中缓痛、润肺止咳的功效
红糖	又称赤砂糖、黑糖。性味甘，温。入脾、肺经。有和中散寒，润肺生津，止咳化痰，活血祛瘀的功效。可治脾胃虚弱，感寒腹痛，吐哕，血痢，产后恶露不尽等
丁香	性味辛，温，归脾、胃、肾经。有温中降逆，温肾助阳的功效。用于胃寒呕吐，呃逆，少食，腹泻及肾虚阳痿等
味精	主要含谷氨酸钠盐。食用味精有健身、补脑作用

🏵 本节小结

葱姜蒜椒四君子，调味食疗常有方。结合应用图辛味，发散行气作用强。

🏵 食医小试

"调味四君子"指的是什么？各自的功效是什么？

══ 第二十四讲　为什么淡泊之中滋味长 ══

本节要点

◈ 淡味与咸味的概述
◈ 清淡饮食对健康的意义
◈ 清淡饮食养生方法

　　明代诗人张方贤在他的《煮粥诗》中道："莫言淡薄少滋味，淡薄之中滋味长。"抛开文化与心灵鸡汤不说，从中医食疗角度来说，淡味是什么味？它与我们平时所说与之相对的咸味有什么区别？它对养生有什么意义？中医如何做到淡味养生？下面介绍一下中医的清淡饮食养生思想。

　　《说文解字》讲，"淡，薄味也。"淡是相对于浓、厚、重而言的。美味很浓的味道，就是厚味。《庄子·外篇·至乐》："夫天下之所尊者，富贵寿善也；所乐者，身安厚味美服好色音声也。"这说明，口味重的问题并非今人之爱好，古人同样如此。喜食美味，人之常情，所以才有各种调料、添加剂、矫味剂，但其对健康带来的危害亦很明显。

　　《吕氏春秋·尽数》有云，"凡食，无强厚味，无以烈味重酒，是以谓之疾首。"意思是重而不淡，过咸过甜的嗜味，是很多疾病产生的根源。比如人的味蕾受氯化钠中的氯离子作用而产生咸的感觉，而钠可以从自然食物、加工食品、调味品或某些药物中获得，而饮食上最主要的来源是食盐。中国人吃饭为什么要放盐，主要有下面几个原因。一是"盖味"。俗语云："一咸遮百味"。咸为品味的基础，轻重失当，则五味不调，菜肴的其他味道，均会被覆盖掉。二是增鲜。咸是鲜味（谷氨酸钠）的引发剂，即没有咸味就没有鲜味。在咸味与甜味的关系上，甜味可以降低盐的咸味，但当盐达到一定的浓度后，再多的糖也不能使咸味减弱。钠盐吃得过多，再加上中式餐饮的烹调习惯，食盐过多也就成了普遍问题。不仅如此，其他口味偏重，也会影响到健康。这一点，不仅在现代营养学中得到了证实，在《黄帝内经》中亦有论述，《素问·生气通天论》有云："味过于酸，肝气以津，脾气乃绝；味过于咸，大骨气劳，短肌，心气抑；味过于甘，心气喘满，色黑，肾气不衡；味过于苦，脾气不濡，胃气乃厚；味过于辛，筋脉沮弛，精神乃央"，所以五味偏嗜是不利于身体健康的，从营养推荐上来说，正常人每天的食盐摄入量不要超过6克是非常重要的，高血压等慢性病病人更需要减量。

从中医食疗养生的角度来说，淡味通腑，利于消化。《食色绅言》称："淡有醒脾开胃、清虚肠腑之功。淡可渗湿，脾最恶湿，脾为湿困之际，唯淡食可使之健运。"每逢夏暑，湿气偏重，大多数人都会食欲不振、舌苔厚腻，尤恶腻食，此脾为湿困也，当以轻清味淡之食以醒脾气。又称："淡食以开胃"。

如何做到淡食养生呢？

一是口味要清淡。孙思邈认为"厨膳勿使脯肉丰盈，常令俭约为佳""每食不用重肉，喜生百病；常须少食肉，多食饭"。用料口味一定要清淡俭省，元代医家忽思慧撰《饮膳正要》称："善摄生者，薄滋味。"清代美食家李渔认为："五味清淡，可使人神清、气爽、胃畅、少病。五味之于五脏各有所宜。"要做到食不达到咸，不仅要控制钠盐的摄入，其他腌制品、加工食品、调味品也要注意控制。

二是多吃素食。蔬食淡味，有通腑之功。所以淡味养生其效卓著。这一点是与"肥甘厚味"相对应。所谓肥甘厚味，就是中医所说的膏粱厚味，一般是指非常油腻、甜腻的精细食物或者味道浓厚的食物。过食油腻食物，可造成消化不良及胃肠功能紊乱，导致疾病产生。《韩非子·杨权》告诫："夫香美脆味，厚酒肥肉，甘口而疾形。"《黄帝内经》也有云"凡治消瘅、仆击、偏枯、痿厥、气满发逆，肥贵人，则膏粱之疾"。可见过食荤食，是影响健康导致疾病的重要危险因素之一，所以孙思邈著作中所列素食有六十种左右，除家常蔬菜外，还有大量被视为野菜、中药的蔬菜，如荠菜、茼蒿、苋、水芹、苦菜、竹笋、薤白、韭菜、枸杞叶、萝摩叶（天浆壳）等都是清淡饮食养生的首选。同时，孙氏推崇吃豆类食品（包括豆豉、豆卷等），勿进肥浓腻、饼腥、酥油之属，"至如黄米、小豆……常宜轻清甜淡之物，大小麦面粳米为佳。"并把它们与稻、麦合餐作为主食。他将葡萄、藕、大枣、覆盆子、芡实、胡桃视为果中佳品，"久食轻身耐老"。

当然，清淡饮食也不是反对荤食，因为荤食能"添髓强筋补中填骨"。但应吃得"每食不用重肉"。中医清淡饮食养生求的是饮食结构的均衡，而非单一的茹素。

总之，"淡薄之中滋味长"说的既是人生体悟，又是养生真谛，从食疗角度来讲，不妨清淡一些。

本节小结

清淡饮食很重要，五味偏嗜都不好；荤素搭配常均衡，防病养生人不老。

第二十五讲　甜味食物的功与过

本节要点

◈ 甘味与甜味的区别

◈ 甘味食物的健康意义

◈ 部分甜味食物的食疗功效

甘味从中医学来说不单只是讲甜的滋味，正如其他五味一样，是用甘味来说明药食功效。中医学认为甘味具有补益、和中、缓急等作用，多用于虚证、缓和拘急疼痛、调和药性。如人参补气，甘草调和药性、缓急止痛等。甘味性和缓，疼痛多属筋脉拘急所致，所以用甘味之品可以缓急止痛。有很多治疗疼痛的方剂都是以甘味药为主要药物：如《伤寒论》中用"小建中汤"治疗虚劳性腹痛，"小建中汤"即是"桂枝汤"加饴糖250克组成的方子；用"芍药甘草汤"治疗小腿转筋的疼痛。同样，人体各个部位出现疼痛，如头痛、腹痛、腰痛、肢体关节疼痛等，皆可选用甘味药物。

甘味与甜这种具体的味道是分不开的。北魏·贾思勰《齐民要术·五谷果蓏菜茹非中国物产者》："（甘藷）蒸食，其味甘甜。"《云笈七签》卷三二："古人治病之方，和以醴泉，润以元气，药不辛不苦，甘甜多味。"宋·韩维《城西书事》诗之二："朱果繁霜后，甘甜半自零"。"甘"外面是一个口字，是"口"的早期象形字；口中含着"一"字，代表一种物品。整个字看上去很像我们口里含着糖块在品味，说明甘味给人以愉悦感，属于美味之品，所以有甜味口感的药食大体讲也有甘味。在五味中，甘味是人体生命摄入的主体食物味道，其他四味，均只作为调味品少量摄入，而只有甘味要大量食入，因为甘味有化生精微之气、补益人体气血的作用，因此，对于甘味食物，不要过量食用，更不要过于禁止，否则，就会导致人体阴阳气血的不足。现代食物的甜味主要由食物内的糖类产生，甜食有美口适腹、益气补血之效，并能消除疲劳，解毒生津。但吃甜食过多亦对脾胃无益，且易引起肥胖及诱发心血管疾病。

"夫五味入口，藏于胃，脾为之行其精气。津液在脾，故令人口甘也，此肥美之所发也，此人必数食甘美而多肥也。"引申到甜食服用，如果食物过甜，或摄入甜食过多，往往会出现厌食，还会有脘腹胀满、肥胖、舌苔厚腻等症状。这是由于甘味性缓，过量的甘味会导致脾胃之气壅滞不行，食物不能运化的征象，也就是《黄帝内经》所说的"味过于甘，脾气不濡，胃气乃厚"。

在日常生活中甜味的主要来源是红糖、白糖、冰糖和饴糖，这些糖无论是食用还是药用，其功效都是不同的。

1. 红糖

传统意义的红糖，是指没有经过精炼直接从甘蔗汁熬制而成的粗糖。红糖的作用可以概括为两大特点：第一是补血，第二是活血化瘀。红糖既补血又活血，这是非常难得的。补血如不得其法，是因为不知道"旧的不去，新的不来"的道理，一味地补是不行的，一定要把旧的瘀血化掉了以后，才方便新血的产生，红糖刚好就有这个作用。而且，红糖是温性的，在调理寒凉性疾病时可派上用场。

有中气不足、食欲不振、营养不良等问题的孩童，平日可适量饮用红糖水。受寒腹痛、妇女经期易感冒的人，也可用红糖姜汤祛寒。红糖对老年体弱，特别是大病初愈的人，亦有极佳的疗虚进补作用。老人适量吃些红糖还能散瘀活血，利肠通便，缓肝明目。

2. 白糖

白糖是甜菜或甘蔗汁提炼而成，分为白砂糖和绵白糖两种。白糖，有一定的解毒作用。实际上，所有甜味的糖类都有一定的解毒作用，而白糖由于糖分的含量非常高，效果比较快。以前，如果有人吃了一些有毒性的东西，在紧急情况下，人们就会给他马上灌白糖水来解毒。白糖水能中和鱼虾的毒。如果突然肚子疼了、不舒服，马上喝热的白糖水，还有缓解疼痛的作用。有的人一天没吃饭，感觉头晕，这是低血糖的反应，马上喝一杯白糖水也能缓解。白糖是我们平常用得最多的调味品之一，但并不推荐你大量使用它。因为白糖含有大量的糖分，吃多了会影响身体健康。

3. 冰糖

冰糖是砂糖的结晶再制品，可以说是一种更为精炼的白糖。冰糖是凉性的。如果风寒感冒用红糖的话，风热感冒用什么呢？就是冰糖。冰糖味甘、性平，入肺、脾经，具有润肺、止咳、清痰和去火的作用，也是泡制药酒、炖煮补品的辅料。

红糖适合夏天和冬天吃，而冰糖适合春天和秋天吃。春天，天气刚开始回暖的时候，很多人容易咳嗽上火、干咳。如果是没有痰的干咳，就可以用冰糖了。它既能清火，还可以润肺，清除肺热。所以，春天我们用到冰糖的机会会比红糖多一些。如果平时爱喝红糖水，那春天可以适当地减点儿量，因为红糖是温性的，有可能会引起上火。

4. 饴糖

饴糖是以高粱、米、大麦、粟、玉米等淀粉质的粮食为原料，经发酵糖化制成的食品，又称饧、胶饴。饴糖味甘，性温，能补中缓急，润肺止咳，解毒。常用于治疗脾胃虚弱、气短乏力、纳食减少、虚寒腹痛、肺燥咳嗽、干咳少痰、咽痛。但中气弱、消化力不足、体内有湿热、体胖多病则要慎用，因饴糖会助湿生热，令人易于腹胀。

✤ 食疗小贴士

中药里能不能加糖

很多人在吃中药的时候，觉得太苦了，就会在中药里加上适当的糖，但是大家可能不知道，如果中药加糖就可能失去它的药性，因而影响疗效。

首先，多食糖会助热，如果病人有腹胀中满、舌苔厚腻等湿热内停的症候时，一般严禁加糖，以避免不良反应，有痰者也不宜服用。

其次，白糖性凉、红糖性温，如果把白糖加入温热药剂中，或把红糖加入寒凉药剂中，都会减弱药性，阻碍药效的充分吸收，影响疗效。

再次，中药的化学成分比较复杂，糖类特别是红糖，含有较多的铁、钙等元素，中药中的蛋白质和鞣质等成分可与之结合，发生化学反应，使药液中的一些有效成分凝固变性，继而产生浑浊、沉淀，不仅影响药效，而且危害健康。

所以，一定要注意，不要再往中药里加糖，这对自己的身体没有什么好处。

✤ 食医小试

1. 为什么说红糖可以补血？
2. 冰糖都有哪些食疗作用？

✤ 本节小结

中药甘味并非甜，补益和中缓急连。诸糖药用甘不过，多食湿热有痰涎。

═ 第二十六讲　吃苦有福——苦味食物的健康观 ═

本节要点

✥ 苦味性味定义与扩展
✥ 苦味食物的功效和种类
✥ 口苦的饮食注意事项

一、苦味的定义

中医学所说的苦味虽然不是单纯从味觉而言，但是说到食疗，谈苦味就不能

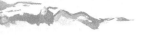

不说说味觉的问题，人对苦味的感觉最慢，但就人对味觉的敏感性来讲，苦味较其他味觉都敏感，也更容易被觉察。人舌头感受苦味最敏感的部位为舌根部。食物中的天然苦味化合物，植物来源的主要是生物碱、萜类、糖苷类等，动物性的主要是胆汁。

二、苦味食物的功效和种类

苦味食物除了含有维生素、矿物质和膳食纤维外，还含有苦味素、生物碱等，具有抗菌消炎、解热祛暑、提神醒脑、消除疲劳等多种功效。盛夏季节，人的食欲较差，苦味食物可以刺激人的味觉，促进食欲。虽然现代医学还没有"上火"这个概念，也无法有一个对应的说法，但是经过几千年的文化传承，夏季多吃些苦味食物，确实能保证机体平衡，安度夏日。常用的属于苦味的食物有苦瓜、茶叶、杏仁、百合、白果、桃仁等。

苦味是中医学五味中的一种，有清热解毒、燥湿、泻火、降气、通便的功效，适用于热证、湿热证、痈肿疮疡、喘咳、呕恶等，《本草备要》指出："苦能泻热而坚肾，泻中有补也。"比如苦瓜味苦性寒，有清热、明目、解毒、泻火的效果，适宜热病烦渴、中暑、目赤、疮疡疖肿的人食用；茶叶苦甘而凉，有清泄作用，有清利头目、除烦止渴、消食化痰的效果。

当然，带有苦味的烹饪原料，如茶叶、苦瓜等，加入菜肴中烹制调味时，仅是为增加其特殊的芳香气味，绝不为突出苦味。烹饪原料中自身的苦味，如苦瓜焖黄鱼、花茶鸡柳、龙井虾仁、龙井茶饺、苦笋炒肉丝等，也要通过一定的技术处理，使其苦味减弱，力求形成清鲜微苦的风味特色。

在自然界中，单纯呈苦味的调味品几乎没有，其主要来源于带有苦味的烹饪原料或苦味化合物，如苦菜、白果、苦咖啡、啤酒等。其种类要比甜味物质多许多。很多动物体内的胆汁也具有很强的苦味，但至今为止，只有蛇胆可以用于烹饪调味。

大量的研究表明，个体会避免食用那些强苦味的食物，包括一些特定的水果和蔬菜。事实上，苦味可以帮助感知蔬菜和食品中的毒素，以调节这些物质的摄入，是人类进化的一种表现。植物为了保护自己不被动物吃掉，所以合成了植物化学物质，如酚类、类黄酮、异黄酮、萜烯、硫配糖体，这些物质几乎都是苦的、辣的、涩的。然而，这些苦味植物化学物质，包括很多类黄酮和多酚，却具有促进人类健康的作用。

苦味食品也多见日常饮食中，关键是注意选择，合理食用。苦味食品以蔬菜和野菜居多，如莴苣叶、莴笋、生菜、芹菜、茴香、香菜、苦瓜、萝卜叶、苜蓿等。在干鲜果品中，有杏仁、黑枣等。此外还有荞麦、莜麦等。更有食药兼用的五味子、莲子心等。

但食"苦"也不是无所节制，一次食用不宜过量，吃过量过苦的东西容易引起恶心、呕吐、败胃等不适反应。《黄帝内经》说："味过于苦，脾气不濡，胃气乃厚。"可见，苦味太过也可以引发疾病。生活中常见的嗜苦太过的情况有嗜茶等。

还有一种情况，就是自己感觉口苦的问题。中医学认为口苦是内热或外感风寒化热进入胆经的表现，具体与外感风寒，饮食不节、肝胆湿热、心火上炎等有关。一些慢性病患者，如糖尿病和某些肿瘤病人也经常有口苦感觉，应提高警惕。生活习惯不规律、睡眠不足的人，晨起时常有口苦感觉。打呼噜特别严重、张口睡觉也容易引起口苦。过度吸烟、酗酒等同样会引起口苦。口腔发炎的人可能因为局部疾病，如牙龈炎等直接造成口苦。

有口苦情况者饮食方面应注意多吃清淡温和的食物，忌食辛辣、生冷、油煎、烧烤等燥热之品。生活中要忌酒醇甘肥，多喝水和吃蔬果。

苦关系口味，又有药性，中医食疗中应该考量口腔感觉，同时注意苦味食材的用量及作用，真正使"苦"成福，变成人们养生保健的良方。常见苦味食物食疗作用见表19。

表19　常见苦味食物的食疗作用

名称	性味	功效	适应证
苦瓜	味苦，性寒	清热解毒，清心祛火，清肝明目，健脾益胃	中暑，糖尿病，风热感冒及各种热性病
苦菜	味苦，性寒	清热解毒，凉血明目，和胃，止咳	痢疾，黄疸，血淋，痔瘘，疔肿，蛇咬伤，咳嗽，支气管炎，疳积
蒲公英	味甘、微苦，性寒	清热解毒，消肿散结，保肝利胆	上呼吸道感染，急性结膜炎，咽炎，急性扁桃体炎，流行性腮腺炎，淋巴腺炎，急性乳腺炎，胃炎，痢疾，肝炎，胆囊炎，急性阑尾炎，泌尿系感染，盆腔炎，痈疖疔疮，瘰疬，感冒发热
苦笋	味甘、淡、微苦，性寒	消暑解毒，健胃消积，清热利尿，活血祛风	中暑，风湿，食积，咳嗽，疮疡
芜菁	味苦、辛、甘，性平	开胃下气，利湿解毒	食积不化，黄疸，消渴，热毒风肿，疔疮，乳痈
莴笋	味甘、苦，性凉	开胸利膈，顺气调中，清热止渴，利尿通乳	小便不利，尿血，乳汁不通，便秘，高血压，水肿，心脏病，缺铁性贫血
仙人掌	味苦，性凉	清热解毒，行气活血，化痰安神	胃、十二指肠溃疡，急性痢疾，咳嗽，糖尿病，肥胖症，肺癌
枸杞苗	味苦、甘，性凉	清热补虚，养肝明目，滋阴除烦	肝阴虚或肝热所致的目昏、夜盲、目赤涩痛、目生翳膜，阴虚发热，消渴口干及虚火牙痛

🏵 本节小结

苦能软坚兼散结，清热除火效更叠。增进食欲消烦渴，清淡和温有功用。

🏵 食医小试

苦味的功效有哪些？

═══ 第二十七讲　五色食疗：食物的颜色与食疗 ═══

本节要点

◈ 五色食疗的理论来源

◈ 五色食疗的问题解读

◈ 如何理解和应用五色食疗

中医学认为，五行"木、火、土、金、水"五元素是自然界运行中的原动力，彼此之间相生相克。此外，也能够运用到人体与食物上，包括人体的五脏、五腑、五官，以及食物的五色"青（绿）、赤（红）、黄、白、黑"，五味"酸、苦、甘、辛、咸"。

中医饮食养生，讲究"五色入五脏"，五色可以滋补肝、心、脾、肺、肾；人体作为一个内外统一的有机整体，通过五色与身体调和，并顺应五志，以调整人的健康。也就是说，不同颜色的食物，具有的养生保健功效也有所不同，见表20。

表20　五行配属

五行	五脏	五味	五色	五官	五志
木	肝	酸入肝	肝色青	目	怒
火	心	苦入心	心色赤	舌	喜
土	脾	甘入脾	脾色黄	口	思
金	肺	辛入肺	肺色白	鼻	悲
水	肾	咸入肾	肾色黑	耳	恐

食物的五色各有主味，相对于人体的五脏，即黄色入脾，绿色入肝，红色入心，白色入肺，黑色入肾。中医学认为任何一类食品，只有根据每个人体质的需要选择饮食，才可以达到祛病强身的目的。

春天补肝，肝色是青色，宜多吃青笋、青菜、青豆、菠菜等青色食品。

夏天养心，心色是赤色，宜多吃山楂（红果）、西红柿、红苹果、红桃子、胡萝卜、红辣椒等。

长夏补脾，脾色是黄色，宜多吃玉米、黄豆、南瓜、甘薯、胡萝卜，以及水果中的橘、橙、柑、柚、香蕉等黄色食物。

秋天补肺，肺色是白色，宜多吃白果、白梨、白桃、白杏仁、百合、秋梨膏等白色食品。

冬天养肾，肾色是黑色，宜多吃黑桑椹、黑芝麻、黑米、黑豆、何首乌、熟地等黑色食品。

当然，以五色养五脏也不是绝对的，中医学通过五色与食物的关系，只是为了强调食物、人体和自然之间的整体性，并没有这么明确地指出食品颜色选择的标准和具体所指的食物，食物的食疗价值和它的颜色在一定程度上是没有多大关系的，单纯地把食物按颜色进行分类去指导食疗，其实是一种不中医、不科学的做法。正确的做法是健康的饮食应该做到营养均衡，不管是白色食品、红色食品、绿色食品还是黑色食品，不存在孰优孰劣的问题，只要是有营养的，就都应该搭配着吃，不应该偏食哪一类食品。

可以看到搭配五色食品，常常使用蔬菜、瓜果、薯类或其他食物添加到精面粉、精大米粉、精糯米粉等精粉中制作出来，经过这样额外添加，大大改善了食物的整体营养价值，给健康加分不少；而且色彩漂亮，令人心情愉悦，胃口大开，增加食欲。

通过色彩对人思维作用的这张表（表21），可以看出食物的色彩搭配对人心理的影响，而感官、心理也会影响到我们对食物的选择和食欲。

表21　食物色彩与心理作用关系

颜色	感官印象	颜色	感官印象	颜色	感官印象
白色	营养、清爽、卫生、柔和	深褐色	难吃、硬、暖	暗黄	不新鲜、难吃
灰色	难吃、脏	橙	甜、滋养、味浓、美味	淡绿色	清爽、清凉
粉红色	甜、柔和	暗橙色	陈旧、硬、暖	黄绿	清爽、新鲜
红色	甜、滋养、新鲜、味浓	奶油色	甜、滋养、爽口、美味	暗黄绿	不洁
紫红	浓烈、甜、暖	黄色	滋养、美味	绿	新鲜

粗细搭配，容易饱腹，促进消化，比如添加了南瓜、薯类的食品，是"粗细搭配"的好主食，而添加了蔬果的彩色食品也起到了类似粗细搭配的作用。

只有体现中医整体性和辨证性，科学合理地搭配食材，真正关注整个机体的功能，而不是单纯考虑某个颜色食物对脏器的保健功效，才是正确的做法，毕竟中医学中的脏腑和西医的脏器是两个概念，我们需要分清楚。常见五色食物的功效与营养价值见表22。

表22　常见五色食物的功效与营养价值

五色食物	功效	代表食物	营养价值
黑色食品	养肾	黑木耳、茄子	黑木耳含有丰富的卵磷脂、脑磷脂，称之为清洁血管、软化血管的"清道夫"，每餐吃5～10克黑木耳，就能降低血液黏稠度，预防心脑血管疾病。茄子含有大量的铁、钾、维生素E、维生素D，可以软化微血管、降低胆固醇、防止小血管出血，对高血压病、动脉硬化、咯血、皮肤淤血、皮下出血及坏血病有一定的防治作用。另外茄子中含有龙葵素，对癌症有一定的抑制作用
白色食物	养肺	山药、燕麦片	山药含有多种微量元素和消化酶，具有健脾、养胃和助消化的作用，并能保护胃壁，预防胃溃疡、胃炎的发生。燕麦片早期在国外是作为药材使用。近些年，燕麦的好处渐为人知，它含有丰富的B族维生素和维生素E，可降低血液中的胆固醇和血糖，治疗便秘，改善血液循环，是减肥的最佳食品
绿色食物	养肝	花菜、芹菜	这类食品水分含量高达90%～94%，而且热量较低，对希望减肥的人，它既可填饱肚子，又不会使人发胖。花菜有白、绿两种。绿色的又叫西蓝花，西方人称为"天赋的良药"和"穷人的医生"。长期食用可爽喉开音、润肺止咳。花菜还可减少乳腺癌、肠癌、胃癌的发病率。另外还可以杀死胃中的幽门螺杆菌、降低胆固醇、预防血小板聚集、减少心脏病和中风病的危险。芹菜含铁量较高，是治疗缺铁性贫血的最佳蔬菜。芹菜含丰富的钾，能降低血压、促进尿酸排泄、软化血管、治疗便秘。因此高血压病人、高血脂病人和高尿酸病人可常服
黄色食物	养脾	玉米、胡萝卜	这种黄色食品都含有丰富的胡萝卜素。尤其是玉米，是粗粮中的保健佳品，它的纤维含量很高，可以刺激肠蠕动、加速粪便排泄，是降低血脂、治疗便秘、养颜美容、预防肠癌的最佳食物。玉米还有利尿降压作用。胡萝卜维生素A含量很高，能促进机体正常生长繁殖、预防呼吸道感染、保护视力、防癌抗癌
红色食品	养心	西红柿、红辣椒	这两种红色食物含有丰富的维生素C和维生素A，能增强人的体力和缓解因工作生活压力造成的疲劳。尤其是番茄红素对心血管具有保护作用，有独特的氧化能力，可保护体内细胞，使脱氧核糖核酸及免疫基因免遭破坏，减少癌变危害，降低胆固醇，防治便秘

本节小结

食物何止有五色，岂因五行有偏废。关注整体搭配用，合理健康才正确。

食医小试

"五色入五脏"指的是什么？

参考文献

[1]康易. 食物颜色不同，食疗作用各异. 保健时报.

[2]康平. 不同食物的颜色与营养价值[J]. 吉林蔬菜，2012，（06）：23.

[3]陈兆. 食物的颜色与营养[J]. 河北农机，2001，（02）：30-31.

[4]王春华. 食物颜色与人体健康[J]. 食品工程，2010，（02）：36.

[5]杨超，詹珺. 浅谈食物颜色对其营养价值的影响[J]. 河南科技，2013，（03）：194.

第二十八讲　食物的升降浮沉

本节要点

◇ 升降浮沉的定义
◇ 四气、五味与升降浮沉的关联
◇ 升降浮沉的可变性

食物除了四气、五味的自然特性外，还有一个升降浮沉的特性。所谓升降浮沉，是指食物对人体的作用有着不同的趋向性。

怎样理解食物的升降浮沉作用呢？这还要从食物本身所蕴含的自然特性上去思索。四气与升降浮沉有着紧密联系，食物具有寒热温凉四气，温热食物作用于人体，会导致人体气机产生向上、向外的运动，从而表现出升浮的性能。而寒凉食物作用于人体，则会导致人体气机产生向下、向内的运动，从而表现出沉降的性能。这就是食物的四气与升降浮沉之间的关系。

食物的升浮沉降性能与食物的气、味也有密切关系。食物的气味性质与其阴阳属性决定食物作用趋向。一般来说，质地轻薄、食性温热、食味辛甘淡的食物，其属性为阳，多具有升浮的作用趋向（如姜、蒜、花椒等），具有发散、宣通开窍等功效，如香菜、薄荷能解表而治疗感冒，菊花、绿茶能清利头目而治疗头痛；反之，质地沉实，食性寒凉，食味酸苦咸的食物，其属性为阴，多具有沉降的作用趋向（如杏仁、梅子、莲子、冬瓜等），具有清热、平喘、止咳、利尿、敛汗、止泻、补益等功效，如西瓜清热而治热病烦渴，冬瓜利尿而治小便不通，乌梅收敛而止泻痢等。根据三百多种常用食物统计数字表明，具沉降趋向的食物多于升浮趋向的食物。

辛能散，酸能收，苦能泻，甘能补，咸能软，另外还有淡味能渗湿。这六种味道所起的作用可以分为两大类：一类对人体能起到兴奋、增强作用，如辛味的发散，甘味的补益，淡味的渗湿，如生姜、葱白、米汤、银耳、燕窝等性属温热或平性的一类食物，这类食物体现出来的特性就是升浮；另一类对人体能起到抑制、减弱作用，如酸味的收敛，苦味的泻火，以及咸味的泻下软坚，性属寒凉的一类阴性食物，如梅子、石榴、苦瓜、茶叶、海带、海蜇等，这类食物体现出来的特性就是沉降。《黄帝内经》中总结为："辛甘发散为阳，酸苦涌泄为阴，咸味涌泄为阴，淡味渗泄为阳。"

阳的特性是升浮，阴的特性是降沉。这就是五味对食性升降浮沉的影响。明代大药学家李时珍说得很清楚："酸咸无升，辛甘无降，寒无浮，热无沉。"由此可见，气味与升降浮沉是相互关联的。还有一点我们要注意的是升降浮沉的可变性。

食物升降浮沉的特性，还可借助不同的烹调制作而实现。例如，酒炒则升，姜汁炒则散，醋炒则收敛，盐水炒则下行。

正如李时珍所说："升者引之以咸寒，则沉而直达下焦，沉者引之以酒，则浮而上至巅顶，此非窥天地之奥而达造化之权者，不能至此。"即原本为升浮特性的食物，经用咸味炒制后，也能收到沉降的效果；原属沉降特性的食物，经用酒炒后，也能达到升浮的目的。比如肾虚腰痛者吃胡桃仁可以补肾强腰，如果用淡盐水炒一下，不但起到引经入肾的作用，同时也是咸味沉降，直达肾腰部位的意思，其效果势必来得更快更好。

✿ 本节小结

升降浮沉辨药食，四气五味各不同。引物归经谋食势，须合性味细思量。

✿ 食医小试

1. 四气、五味与升降浮沉有着什么联系？
2. 食物的升降浮沉特性可通过什么制作方法改变？试举一例。

✿ 参考文献

[1]朱焕平. 升降浮沉内涵及临床指导作用[J]. 中医药学刊，2005（03）：532-533.

[2]路宗志. 古代食物本草性能的研究[D]. 北京中医药大学，2008.

第二十九讲　食疗配伍有讲究

本节要点

◈ 食物配伍关系的定义
◈ 食物配伍的四个方面
◈ 食物配伍的优势和注意事项

一、食物配伍关系的定义与内容

　　食物的配伍关系是在中医理论指导下，根据食物的性味归经，在清楚认识机体状态的前提下，将两种以上的食物配合运用，以达到增强效能的目的。食物之间或食物与药物通过配伍，由于相互影响的结果，使原有性能有所变化，因而可产生不同的效果，即有不同的配伍关系。如同中药学中所说的相须、相使、相畏、相杀、相恶、相反配伍关系。根据食疗的具体情况主要有以下配伍关系。

　　1. 相须相使

　　即性能基本相同或某一方面性能相似的食物互相配合，能够不同程度地增强原有食疗功效和可食性。如当归生姜羊肉汤中，温补气血的羊肉与补血止痛的当归配伍，可增强补虚散寒止痛之功；与生姜配伍可增强温中散寒的效果，同时还可去羊肉的腥膻味以增强其可食性。又如二鲜饮中，鲜藕与白茅根均能凉血止血，相互配伍可增强清热凉血、止血的功效，亦较可口。又如菠菜猪肝汤，菠菜与猪肝均能养肝明目，相互配伍可增强补肝明目之功效，长于治疗肝虚目昏或夜盲症等。

　　2. 相畏相杀

　　即当两种食物同用时，一种食物的毒性或副作用能被另一种食物降低或消除。在这种相互作用的关系中，前者对后者来说是相畏，而后者对前者来说是相杀。如经验认为大蒜可防治蘑菇中毒，橄榄解河豚、鱼、蟹引起的轻微中毒，蜂蜜、绿豆解乌头、附子毒等，均属于这种配伍关系。本草记载及民间流传中，这方面的例子尚多。

　　3. 相恶

　　即两种食物同用后，由于相互牵制，而使原有的功能降低甚至丧失。如人参能大补元气，配合莱菔子同用就会损失或减弱补气的功能。

　　4. 相反

　　即两种食物同用时，能产生毒性反应或明显的副作用。据前人记载有蜂蜜反生葱，柿反蟹等，如药食合用，则有海藻反甘草，鲫鱼反厚朴等。

二、食物配伍的优势和注意事项

相反、相恶的问题涉及食物禁忌，对食物禁忌的问题需要结合产生的背景进行科学论证，进一步研究证实。从人们长期饮食经验来看，食物相反的配伍关系极为少见。

在多数情况下，食物通过配伍后，具备三个优越性：

一是可以增强食物原有的功效，而且还可能产生新的功效。

二是减轻食物的偏性；较使用单一的食物有更大的食疗价值和更广的适应范围。

三是食物配伍还可改善食物的色、香、味、形，增强可食性，提高食欲。

由此可见食物配伍也是食疗应用的较高形式，正是食疗所希望达到的效果，应当充分加以利用。相畏、相杀的配伍关系，对于使用少数有毒性或副作用的食物是有意义的，这也是相宜的配伍，但不如相须相使者常用。相恶、相反的配伍关系，因能削弱食物的功效或可能产生毒副作用，都是于食疗不利的，故应当注意避免使用。此外，还应当指出，一些地区喜欢在做菜时加生姜、葱、胡椒、花椒、辣椒等佐料，如果佐料与食物的性能相反，不能一概认为是相恶的配伍。如凉拌凉性蔬菜时加入姜、葱或花椒、辣椒一类佐料，因实际上用量较少，主要起到开胃、提味，增进食欲的作用。

总之，中医食疗的配伍关系不是现代营养学简单的饮食搭配，是建立在中医辨证论治基础上，以中药理论为指导的综合配伍方法，对中医食疗组方和应用具有重要的指导意义。以下是常见膳菜优化食物配伍，可供参考，见表23。

表23　常见膳菜优化食物配伍精选

食物配伍	配伍机理及其应用
猪肉+萝卜	猪肉健胃、润肌肤；萝卜具有健胃消食，顺气化痰，利尿，解酒，抗癌等功能，还能使人的头发有光泽。适宜胃满肚胀，食积不消，饮酒过量，便秘，癌症等人食用
猪肉+白菜	白菜含多种维生素、较高的钙及丰富的纤维素；猪肉为常吃的滋补佳肴，有滋阴润燥等功能。适宜营养不良，贫血，头晕，大便干燥等人食用
猪肉+枸杞	此搭配有滋补肝肾的功效
排骨+山楂	肉料稠润，略带酸味，有去斑消瘀功能
排骨+海带	排骨配以海带炖食，适宜全身性或以四肢为主的局部性皮肤瘙痒者
猪腰+木耳	猪腰有补肾，利尿作用；木耳有益气润燥，养血养颜的作用，对久病体弱，肾虚腰背痛有很好的辅助治疗作用
猪肚+胡萝卜+黄芪+山药	黄芪有补脾益气的作用，配山药、猪肚、胡萝卜等可增加营养，补虚弱，有丰满肌肉的作用，特别适合脾胃虚弱，消化不良，肌肉消瘦的女性

食物配伍	配伍机理及其应用
猪肉+茄子	可维持血压，加强血管的抵抗力，对防治紫癜症也有帮助
猪肉+大蒜	瘦肉中含有维生素B_1，如果吃肉时伴有大蒜，可延长维生素B_1在人体内的停留时间，这对增强体质有着重要的营养价值
火腿+冬瓜	含有丰富的蛋白质、脂肪、维生素C和钙、磷、钾、锌等微量元素，对小便不利有疗效
羊肉+生姜	羊肉温阳散寒，生姜驱寒保暖同时还可以治疗腹痛胃寒
羊肉+香菜	羊肉含有多种营养物质，具有益气血，固肾壮阳，开胃健力等功效；香菜具有消食下气，壮阳助兴等功效。适用于身体虚弱，阳气不足，性冷淡，阳痿等症患者食用
牛肉+洋葱	牛肉补脾胃，滋补健身，营养价值高；洋葱有祛风发汗，消食，杀菌，诱导睡眠作用
牛肉+芹菜	牛肉补脾胃，滋补健身，营养价值高；芹菜清热利尿，有降压胆固醇的作用，还含有大量的粗纤维；两者相配既能保证营养供给，又不会增加人的体重
牛肉+土豆	牛肉营养价值高，有健脾胃的作用，但牛肉纤维粗，有时会影响胃黏膜；土豆和牛肉同煮味道好，且土豆含有叶酸可保护胃黏膜
牛肉+芋头	可以防治食欲不振及便秘，蛋白质则可防治皮肤老化
鸡肉+竹笋	竹笋味甘，有清热消痰，健脾胃的功效；竹笋配鸡肉有利于暖胃，益气，补精，填髓，还具有低脂肪、低糖、多纤维素的特点，适合体态较胖的人
鸡肉+冬瓜	鸡肉有补中益气的功效，冬瓜能防治身体发胖，有清热利尿，消肿轻身的作用
鸡肉+栗子	鸡肉补脾造血，栗子健脾，更有利于鸡肉营养成分的吸收，造血功能也会随之增强，用老母鸡汤煨栗子效果更佳
鸡肉+辣椒	此菜含有丰富的蛋白质、维生素和矿物质
鸡肉+绿豆芽	可以降低心血管疾病及高血压病的发病率
鸡肉+人参	人参大补元气，止渴生津；鸡肉含蛋白质、脂肪、碳水化合物、钙、磷、铁、维生素，两者同食有填精补髓，活血调经的功效
鸡肉+胡萝卜+枸杞子	鸡肉含有丰富的蛋白质，其脂肪富含不饱和脂肪酸，是老年人、心血管疾病患者良好的高蛋白食品，再配以有补五脏，益气血作用的枸杞子、胡萝卜效果更佳
兔肉+枸杞子	兔肉肌纤维细腻疏松，水分多；枸杞子有滋补肝、肾、肺，清肝去火等功效。对视物模糊有一定的治疗作用
海米+卷心菜	卷心菜具有补肾壮腰、健脑健脾作用，对动脉硬化、结石、便秘、肥胖症等有疗效；但含少量致甲状腺肿的物质，会干扰甲状腺对碘的利用，所以必须加海产品，例如海米来补充碘

食物配伍	配伍机理及其应用
鸡蛋+苦瓜	苦瓜、鸡蛋同食能促进骨骼、牙齿及血管的健康，使铁质吸收得更好，有健胃的功效，能治疗胃气痛、咽痛、感冒、伤寒和小儿腹泻呕吐等
鸡蛋+百合	百合有滋阴润燥，清心安神的功效，又可清火、祛痰、补虚；而蛋黄则能消除烦热、补阴血，加糖调理，效果更佳
胡萝卜+菠菜	可以明显降低中风的风险，因为胡萝卜素转化为维生素A后可减少胆固醇在血管上沉积，从而预防中风
豆腐+萝卜	豆腐属于植物蛋白，多吃会引起消化不良；萝卜特别是白萝卜助消化的功能很强，若与豆腐伴食，有助于人体吸收豆腐的营养
豆腐+油菜	豆腐含有丰富的植物蛋白，有生津润燥，清热解毒的功效，油菜含有丰富的维生素和植物纤维，有清肺止咳的功效
豆腐+生菜	为高蛋白、低脂肪、低胆固醇、含多种维生素的菜肴，具有滋阴补肾，增白皮肤，减肥健美的作用
豆腐+白菜	大白菜具有补中消食，利尿通便，清肺热，止痰咳等功效；豆腐提供植物蛋白质和钙、磷等营养成分，适宜大小便不利，咽喉肿痛，支气管炎等患者食用
豆腐+鲜蘑	豆腐营养丰富，清热解毒，补气生津；蘑菇为食用真菌，有理气化痰，滋补强壮作用，两者配伍，不仅营养丰富，而且是抗癌、降血压、降血脂的良药
豆腐+金针菇	金针菇具有益智强体的作用，对癌细胞有明显的抑制作用，适宜营养不良、高血脂、高血压、高胆固醇、血管硬化、糖尿病、肥胖症、癌症患者食用
豆腐+木耳	木耳有益气养胃润肺，凉血止血，降脂减肥等作用，对高血压、高血脂、糖尿病、心血管病有预防作用；豆腐有益气、生津、润燥等作用
豆腐+海带	海带中过多的碘可诱发甲状腺肿大，豆腐中的皂角苷可增加碘元素的排泄，维持体内碘元素平衡。皂角苷还可降低胆固醇的吸收
苦瓜+青椒	苦瓜可消除疲劳，清心明目；辣椒含有丰富的维生素C；苦瓜、辣椒组合成菜，是理想的健美抗衰老的菜肴
苦瓜+茄子	苦瓜有消除疲劳，清心明目的作用；茄子有祛痛活血，清热消肿，利尿及预防毛细血管破裂，降血压，止咯血等功效
韭菜+豆芽	韭菜有温阳解毒，下气散血的功效。两者搭配可起到解除人体内热毒和补虚的作用，有利于肥胖者对脂肪的消耗
韭黄+平菇	韭黄能增加体力，促进肠胃的蠕动，能增进食欲，防治消化不良，还具有解毒作用，是心血管病、肥胖症患者的理想食品
豌豆+蘑菇	可以消除油腻引起的食欲不佳
扁豆+蘑菇	扁豆含有丰富的营养成分，可提高人体细胞免疫力，并具明目、润滑皮肤的作用；蘑菇有补气益胃，理气化痰的作用。两物配成菜肴能健肤，益气

食物配伍	配伍机理及其应用
毛豆+香菇	香菇是高蛋白、低脂肪的食品，具有益气补虚，健脾和胃等功效；毛豆营养价值很高，适合高血压、高血脂、糖尿病、癌症、肥胖等病人食用
毛豆+丝瓜	丝瓜清热祛痰，可防止便秘、口臭和周身骨痛，并促进乳汁分泌；毛豆所含脂肪中胆固醇较少，能降低胆固醇，还能增加身体的抵抗力，维持血管和肌肉的正常功能
花生+芹菜	芹菜具有清热，平肝，明目和降血压的作用；花生具有止血，润肺和胃，降血压，降低胆固醇等作用。适合高血压、高血脂、血管硬化等患者食用
莲子+地瓜	地瓜、莲子做成粥适宜大便干燥、习惯性便秘、慢性肝病、癌症等患者食用。此粥还具有美容等功效
莲子+木瓜	莲子适合高血压、冠心病患者食用，有养心安神，健脾止泻的功效；对产后虚弱，失眠，多梦也有一定的疗效。木瓜能帮助消化和清理肠胃，还可抗癌和降血压
莲子+南瓜	适宜糖尿病、高血压、冠心病、高血脂等患者食用，也适宜肥胖、便秘者食用
豆角+土豆	豆角可调理消化系统，消除胸膈胀满，可治疗急性肠胃炎、呕吐腹泻
冬瓜+海带	冬瓜益气强身，美容减肥；海带有清热利尿，祛脂降压的功效
南瓜+绿豆	南瓜有补中益气的功效，能降低糖尿病病人的血糖；绿豆有清热解毒，生津止渴的作用，与南瓜同煮有保健作用
银耳+木耳	银耳有补肾，润肺，生津提神及润肤功效；木耳有益气润肺，养血美容作用，对久病体弱，肾虚腰背痛有辅助治疗作用
芝麻+海带	芝麻能改善血液循环，促进新陈代谢，降低胆固醇；海带中含有丰富的碘和钙，对血液起到净化作用，能促进甲状腺素的合成。二者相伍具有美容、降脂的功效
蚕豆+枸杞子	蚕豆含多种营养成分，其中以磷脂最为丰富；枸杞子有滋补肝肾肺、清肝去火等功效，对腰酸背痛、糖尿病、头昏耳鸣、视物模糊有一定的治疗作用
栗子+红枣	栗子具健脾，益气，养胃，健脑，补肾，壮腰，强筋，活血，止血，消肿等功效；红枣补气，安中养胃，生津液，适宜于肾虚、腰酸背痛、腿脚无力、小便频多者
猕猴桃+酸牛奶	可促进肠道蠕动，帮助肠道益生菌的生长，有利于便秘的缓解
蜜枣+牛奶	有补虚，止渴，润大肠，养心肺，解热毒的功效。适宜营养不良，病后体虚，气血不足，癌症等患者食用
牛奶+橙汁	营养丰富，清凉解渴，抗癌防癌
牛奶+蜂蜜	清凉消炎，生津润喉
姜+醋	醋可促进食欲，具有帮助消化的功能；姜具有健胃，促进食欲的作用，两者组合，趁热饮用，可减缓恶心、呕吐

✿ 本节小结

药食搭配有讲究，相互促进增功效。配伍禁忌多辨证，不可简单言废弃。

✿ 食医小试

食材配伍的主要关系有哪些？

✿ 参考文献

[1]谷胜东. 金元时期食疗养生方剂特色[J]. 中华医史杂志，2005（03）：35-38.

[2]尚云青，杨玲春，余捷等. 浅析中医药膳与食疗的差异和相互关系及其发展[J]. 云南中医中药杂志，2012，33（09）：82-84.

[3]南方. 食疗的原料与搭配[J]. 企业文化，2000（04）：47.

[4]蔡俊兰. 试论中医食疗配方的原则[A]. 中华中医药学会. 首届国际中医药保健与食疗研讨会论文汇编[C]. 中华中医药学会，1995：3.

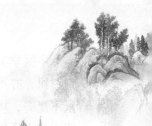

第四章
食忌

第三十讲　从饥饱问题谈中医的饮食病因

本节要点

◇ 饮食病因的意义
◇ 饮食饥饱失常的病因及病机
◇ 饮食病因对现代食疗的意义

　　古语说，民以食为天。中医学认为，饮食虽然是人体生存和保持健康的必要条件，但饮食同样也可以成为一种病因。中医的饮食病因主要有饥饱失常，饮食不洁和五味偏嗜。饮食不当可以直接影响脾胃，导致脾胃功能失调，并可变生它病。《素问·痹论》说："饮食自倍，肠胃乃伤。"《素问·阴阳应象大论》说："水谷之寒热，感则害人六腑。"《灵枢·小针解》说："寒温不适，饮食不节，而病生于肠胃。"《素问·生气通天论》说："高粱之变，足生大丁""因而饱食，筋脉横解，肠澼为痔""阴之所生，本在五味，阴之五宫，伤在五味"。《景岳全书·卷十七》说："凡饥饱失时者，太饥则仓廪空虚，必伤胃气；太饱则运化不及，必伤脾气。然时饥时饱而致病者，其伤在饥""其有不因饥饱，而惟以纵肆口腹，遂致留滞者……以上饮食二证，一以伤饥不足，一以留滞有余"。

　　另外在《诸病源候论》中有不少饮食致病的记载。饮食不洁的疾病，出现腹痛、吐泻，发生痢疾及其他肠胃道传染病，如霍乱、肠伤寒和肝炎等，或引起肠寄生虫病，如蛔虫、蛲虫，临床见时有腹痛、嗜食异物、面黄肌瘦等。若进食腐败变质、有毒食物，可致食物中毒，常出现剧烈腹痛、吐泻等中毒症状，甚则出现昏迷或死亡。《金匮要略·禽兽鱼虫禁忌并治》指出："秽饭、馁肉、臭鱼，食之皆伤人……六畜自死，皆疫死，则有毒，不可食之。"这些都说明病从口入不是空穴来风。

中医学将饥饱失常也作为饮食病因之一。人体进食应定时，食量要适度，不宜过饥，亦不能吃得太多而过饱。暴饮暴食或饥而不食，或长期过量进食和进食量不足等，均可导致疾病的发生。由于饥饱失常而导致的疾病，虽均属于饮食不节，但必须加以区别。正如《丹溪心法·饮食劳倦》所说："夫由于饥饿不饮食与饮食太过，虽皆不节，然必明其二者之分。饥饿胃虚，此为不足；饮食停滞，此为有余。惟其不足，故宜补益；惟其有余，故宜消导。"适量饮食，因个体年龄、性别、体质、工种、健康状况和食品种类不同而异。一般来说，青少年及中年人、体质壮实、体力劳动者或运动员、身体健康者，饮食物能随食随化，对饮食物的需求量较大。而婴幼儿和老年人、体质柔弱者、脑力劳动者或工作较轻闲者、患病者，食量都相对较小。以饥饱感而言，养生家认为应待饥而食，食勿过饱，一般主张以七八分饱即可。

过饥是指平素饮食明显低于本人适度的饮食量，由于摄食不足，缺乏必需的营养，气血化源不足，因而气血衰少，脏腑功能减退。《灵枢·五味论》说："谷不入，半日则气衰，一日则气少矣。"临床上常可出现面色无华、心悸气短、少气乏力、眩晕、自汗等症。同时还可因正气虚弱而变生或易感它病。

过饱是指暴饮暴食，超过本人适度的饮食量，可损伤脾胃，如《素问·痹论》说："饮食自倍，肠胃乃伤"。急性伤食，多见脘腹胀满、腹痛、胸膈痞闷、嗳腐泛酸、恶食、吐泻等症。甚则可突然气逆上壅，厥逆昏迷，口不能言，肢不能举，称为"食中"或"食厥"。食滞日久，可郁而化热，又可聚湿生痰，变生它证。婴幼儿脾胃功能尚未健全，较成人更易伤食致病。食滞日久，可酿成疳积，出现手足心热、面黄肌瘦、脘腹胀满、心烦易哭等。消化不良食滞，还可出现夜卧不安，如《诸病源候论》说："夫食过于饱，则脾不能磨消，令气急烦闷，睡卧不安。"同时还可以影响气血流通，筋脉郁滞，出现痔疮，如《素问·生气通天论》说："因而饱食，筋脉横解，肠澼为痔。"过食肥甘厚味，易化生内热，导致产生痈疽疮毒等症，正如《素问·生气通天论》说："高粱之变，足生大丁。"此外，在疾病初愈阶段，脾胃尚虚，若饮食过量，或吃入不易消化的食品，可引起疾病复发，称为"食复"。如《素问·热论》说："热病少愈，食肉则复，多食则遗。"

了解饥饱失常的病因，我们还要考虑一个问题，那就是这种病因认识对我们中医食疗的现代临床应用有什么意义。

第一，饥饱失常与脾胃功能密切相关，脾胃功能的正常与否也可以从食物摄入数量中有所反映，通过对食物摄入数量、食欲、摄食行为可以帮助我们找出病因，明确诊断。饥饱失常关键要抓住"常"字，如果出现异于平常的饮食状况，就要考虑疾病问题了。

第二，现代营养学建立在生物化学和临床医学基础之上，它对于胃肠生理、饮食摄入数量等有一些量化的指标，可以使中医食疗学在临床指导对应的个体避免饥饱失常的问题上有更加明确的目标，帮助和指导咨询者养成健康生活方式，防治疾病。

强调日常饮食的均衡，避免饮食饥饱失常等问题成为饮食病因，这也是中医食疗学重要的理念之一。

🏵 食疗小贴士

八分饱到底是吃多少

八分饱到底是什么感觉呢？就是进食欲望和速度已经明显下降，但是还能再吃几口，吃了也不觉得难受和痛苦；如果这个时候停下进食，过段时间其实也不会觉得饿。

与八分饱临界的七分饱，是什么感觉呢？就是胃里还没觉得满，但主动进食的速度明显变慢，不过还是习惯性地想多吃；而九分饱，是觉得胃已经胀满，还能勉强吃几口，但每一口都是负担；十分饱时，胃里已经很满，一口都吃不下了。

如果自己对于八分饱没有感觉，怕吃多了，建议：

（1）细嚼慢咽。进餐时间20～30分钟比较好，细嚼慢咽有利于控制体重。那么为什么吃饭快还容易胖？因为人的血糖值大概是从开始吃饭15分钟后显著上升，30分钟达到峰值，峰值时大脑就会反馈出我"吃饱了"的信号给肠胃，使食欲降低，停止进食。然而吃太快，大脑信号来不及反馈就已经吃了太多食物。

（2）改变吃饭的顺序。例如饭前先喝汤、然后吃蔬菜、再吃肉、最后吃主食，这样胃里已经有能量低、饱腹感强（富含膳食纤维和蛋白质）的食物垫底，后面就很难吃得太多。但首先要注意避免油炸等高油的烹调方式。

🏵 本节小结

病从口入非虚言，饮食失常身不安。七八分饱很重要，脾胃固护得永年。

🏵 食医小试

简述饥饱失常的病因病机。

🏵 参考文献

[1]孙丽红. 中医饮食营养与疾病病因关系浅探[J]. 中国中医药科技，2011，18（04）：368-369.

[2]何屹. 雌激素受体可抑制暴饮暴食[N]. 科技日报，2014-08-29（02）.

[3]吴若琪. 暴饮暴食，小心胃食管反流病. 中国医药报.

= 第三十一讲　孔子"不食"背后的食疗养生思想 =

本节要点

◈ 孔子养生思想概述

◈ 不食养生说法的解读

春秋战国时期，伟大的思想家孔子，在他的著作《论语》中，便有关于饮食养生的论述，对食疗养生非常有指导意义。特别是提到了"不食"的问题，即饮食思想与原则，也是饮食养生的方法。今天我们就了解一下孔子"不食"背后的食疗养生思想。

孔子名丘，字仲尼。春秋末期杰出的思想家、教育家，是创立儒家学派的先哲。他的不食原则为："食不厌精，脍不厌细。食饐而餲，鱼馁而肉败，不食。色恶，不食。臭恶，不食。失饪，不食。不时，不食。割不正，不食。不得其酱，不食。肉虽多，不使胜食气。惟酒无量，不及乱。沽酒市脯，不食。不撤姜食，不多食。"

"食不厌精，脍不厌细"，孔子的这一思想，指导人们要把饭食做得精美一些，把菜肴做得更细致些，体现了他饮食卫生的科学观点。

孔子那个时代，祭祀风尚很浓，人们在祭祀祖先神灵时，往往用完整的牲口和大量的粮食，导致暴饮暴食，疾病不断发生。孔子作为教育家，他劝告庶人："食饐而餲，鱼馁而肉败，不食。"食饐而餲、鱼馁而肉败意思是食物经久变得腐臭了，鱼和肉腐烂了就不能吃。孔子起初也学过一些祭祀，也从事过中医养生之道和祭祀品的制作，对烹饪方面的饮食卫生是很重视的。他曾说过："色恶，不食。臭恶，不食。失饪，不食。不时，不食。割不正，不食。"用我们现在的话来说，就是食物的颜色变得难看了，不能吃它；食物的气味变得难闻了，不去吃它；烹调的熟化程度不够，也不吃它；没有到吃饭的时间，不随便吃食；而关于割不正的问题，有些解读说是食物切割得太零乱，影响咀嚼和消化，这种食物吃了也无多大用处，还不如不吃好，但其实"割不正不食"之"正"，应该解作正当，依礼而行的意思。李泽厚《论语今读》中将这句话译为"杀牲不对路，不吃"，参考其他民族的吃肉规矩，李先生之译，或许正是夫子本意。另外孔子说"不得其酱，不食"。酱是醯（醋）、醢（肉酱）的总称。在古代中国，人们以肉类、鱼虾、谷物等食物为主要原料，经过一系列处理后形成的糊状调味品称之为酱。据说在古代用鱼肉制成的酱比较珍贵，只有皇帝和贵族才吃得起，也是食物多样性的一种体现。

不食中还有一个重要的理论，孔子认为："肉虽多，不使胜食气。惟酒无量，不及乱。"这里"胜"就是胜过、超过的意思，"食气"就指的是主食。在孔子看来，好好地把握肉食和其他种类食物的比例，也是君子饮食要注意的地方。"惟酒无量，不及乱"之句，意即"只有饮酒不限量，但却不至于醉"，孔子也言明"酒少饮有益，多饮伤身"，适量饮酒也符合现代健康的理念。

孔子用调味品恰到好处，其提倡用姜做调味品。他说在菜肴中，不能没有姜，但要吃得适量。民间有句俗语是："冬吃萝卜夏吃姜，不用医生开处方。"姜在人们生活中，不仅有极好的调味作用，还是一味多功能的中药。从孔子的"不撤姜食，不多食"这句话中，我们可知，人们用姜做调味品的历史已经很久了。

孔子一生从平民到士大夫，由士大夫成为圣人。他历尽人间沧桑，而且活到七十三岁，在那个时代里算是长寿者了。这与他一生中身体力行倡导的饮食养生观有直接的关系，是值得我们借鉴的。

❀ 食疗小贴士

孔子另一个饮食养生思想

孔子认为，人生的哲学，不在于荣华富贵、光宗耀祖，而在于实践"仁"的道德，要把自己培养成一个"仁人君子"。他主张："君子食无求饱，居无求安。"他要求："士志于道，而耻恶衣恶食者，未足与议也。"他认为："饱食终日，无所用心，难矣哉！"

孔子不提倡"耻恶衣恶食"。其中"恶食"是与"食不厌杂"的现代营养学上的科学配膳、平衡配膳的理论是一致的。

现代医学研究认为，经常饱食（尤其是肉食过量），会增加胃肠的负担，消化液供不应求，容易造成消化不良。久而久之，还会使血液过多地集中在胃肠，导致心脏、头脑等重要器官产生缺血现象，使人感到困乏，不利于身心健康。

目前有些人认为生活水平提高了，就大鱼大肉无休止地常食、多食，结果导致了"富贵病"。民谚云："食要七分饱。"意为不能贪食，食得太饱，所以孔子提出的"食不求饱"也正体现了"节食益寿"的饮食观点。

❀ 本节小结

五谷不分惟古论，谁言夫子不知食。不食原则正食法，食饮大道出圣贤。

❀ 食医小试

"酒少饮有益，多饮伤身"体现了孔子什么样的饮食思想？

❀ 参考文献

[1]许敬生. 孔子饮食之道[J]. 河南中医，2011，31（11）：1211.
[2]何磊. 从现代营养学角度浅谈孔子饮食思想[J]. 科技信息，2010（28）：430.

第三十二讲　饮食禁忌理论

本节要点

◈ 饮食禁忌理论的定义

◈ 饮食禁忌理论的内容

◈ 饮食禁忌问题的理性认识

饮食禁忌，习称食忌、忌口，指在某种情况下某些食物不能食用，否则会导致身体出现偏差，甚至引起病变。食疗学认为不同食物性能（偏性）有差异，尽管都有可食性和营养功能，但在防治疾病时，是有一定范围的，如果滥用即可产生不良反应和副作用。从中医食疗来讲饮食禁忌有如下几方面。

一是配伍禁忌。一般情况下，食物都可以单独食用，但有时为了矫味或提高某方面的作用，常常将不同食物搭配起来食用，其中有些食物不宜在一起配合应用，即所谓配伍禁忌。前面我们在药食配伍问题上曾经介绍过。

二是胎产禁忌。妇女胎前产后饮食应有不同。妊娠期由于胎儿生长发育的需要，机体的阴血相对不足，而阳气则偏盛，因此凡辛热温燥之物不宜食用，即所谓"产前宜凉"。若有妊娠恶阻者，则更应忌用油腻、腥臭及不易消化的食物。产后随着胎儿的娩出，气血均受到不同程度的损伤，机体常呈虚寒状态，同时多兼瘀血内停，此时凡属寒凉、酸收、辛辣、发散之品均应忌食，故有"产后宜温"之说。

三是偏食当忌。五味各有所偏，适时适量搭配食物有益于身体，过食易致弊。如经常食用猪肉易发胖、多痰。偏食鱼易出现火旺证，所以有"肉生痰，鱼生火"之说。食物品种应多样化，也就是前面所说的平衡膳食的原则。

中医的饮食禁忌还有病中禁忌一说。病中禁忌有病忌与药忌之别，指在患病和服药的过程中不宜食用或禁用的食物，在治疗康复的过程或在服用某些药物时，需要忌食某些食物，也就是民间常说的忌口。忌口有利于缩短病程、防止疾病的加重与恶化、促进疾病的康复，而不注意就会加重病情。举例来说，阳虚忌寒凉，阴虚忌温燥。如寒性病患者，应忌食寒凉、生冷食物等；热性病患者，应忌食温燥、伤阴食物及烟、酒等；皮肤病患者，应忌食鱼、虾、蟹等腥膻发物及辛辣刺激性食物等。

而药忌指当进食食物的作用与药物产生的作用相反时，就会减弱、抵消药物疗效，甚至产生毒副作用，从而妨碍疾病的治疗，应当忌口。《本草纲目》有云："凡服药，不可杂食肥猪犬肉，油腻羹鲙，腥臊陈臭诸物。凡服药，不可多食生蒜、胡荽、生姜、诸果、诸滑滞之物"。

下面我们来看一下，病中饮食禁忌生冷、黏滑、油腻、腥膻、辛辣有什么讲究。

（1）生冷　冷饮、冷食、大量的生蔬菜和水果等被称为生冷，为脾胃虚寒腹泻患者所忌。

（2）黏滑　糯米、大麦、小麦等所制的米面食品等，为脾虚纳呆，或外感初起患者所忌。

（3）油腻　荤油、肥肉、煎炸食品、乳制品（奶、酥、酪）等，为脾湿或痰湿患者所忌。

（4）腥膻　海鱼、无鳞鱼（平鱼、巴鱼、带鱼、比目鱼等）、虾、蟹、海味（干贝、淡菜、鱼干等）、羊肉、狗肉、鹿肉等，为风热证、痰热证、斑疹疮疡患者所忌。

（5）辛辣　葱、姜、蒜、辣椒、花椒、韭菜、酒、烟等，为内热证患者所忌。

总之，饮食禁忌看似种类繁多、荒唐禁忌内容的背后却有着合理的规劝和医理。饮食禁忌之所以能千古相传，深入人心，光靠神秘性的威慑是不够的。它确实有其合理性和实用性。而对于有些饮食禁忌的说法，比如据文献记载，柿子忌螃蟹，葱忌蜂蜜，鳖鱼忌苋菜等，还需要考虑到当时食品运输、保存环境条件有限的情况，这些说法也许只是食品安全问题的体现。古人对饮食禁忌的经验性成分较多，应辩证分析看待，当然对那些饮食禁忌的谣传我们也要积极辟谣，有必要运用现代科学技术做进一步研究与证实。常见疾病忌口食物见表24。

表24　常见疾病忌口食物参考

病名	禁忌食物	误食后病象或变症
一般感冒	香蕉、橘子、芦笋汁、猪肉、羊肉、牛肉、冰水	食后风寒难除，使病情加重
咳嗽	冰激凌、咸鱼、橘子、冷水	食后咳嗽会更加厉害
急性胃炎	辛辣、油炸食物、酒、糯米	误食病情加重
慢性胃炎	冷饭、生冷食物、酸酵食物	误食腹胀闷痛，呕吐腹泻
胃及十二指肠溃疡、胃酸过多	鸡肉、豆类、竹笋、芹菜、菠萝、酒、香蕉、辣椒、芥末、番石榴、浓茶、汽水、咖啡、甜食	误食病症加重，降低药效；治疗后，短期内误食病情容易复发。并忌过饱，宜细嚼慢咽，以流质食物为佳
胃炎	香蕉、番石榴	病变严重、不易愈
胃肠胀闷	花生、红薯、豆芽、菜豆类、蛋类	误食更加胀闷
肺结核	烟、辣椒、酒、茄子	误食病情加重
急、慢性肝炎（黄疸）	鹅肉、鸡肉、鸭肉、猪肥肉、酒、麻油、茄子、香蕉、香肠	误食病情加剧，愈后误食容易复发。猪肥肉含大量脂肪，多吃会增加肝功能负荷

病名	禁忌食物	误食后病象或变症
肝炎（热象）	动物内脏、油腻食品、烟、酒、补品、鸡肉	火气大、口臭（口干舌燥）及引发肝病等症
肾炎、水肿脚气	食盐、牛肉、狗、鸡肉、鸭肉、过咸食物、酒	误食增加病情
肾亏、白浊、白带	啤酒、汽水、咸鱼、笋干、咸菜	误食会使白带、白浊增多，更难治愈
糖尿病	甜、咸、酒、豆类、米面小吃、蜂蜜	误食病情加重
低血压	芹菜、洋葱、芦笋	多食血压更低，精神容易疲倦
高血压、心脏病	动物油、高脂肪、脑髓、酒、辛辣食物、奶酪、暴饮暴食	多食血脂增高，血管容易硬化
风湿病、关节炎	啤酒、香蕉、肉类	误食旧病复发
神经衰弱、失眠	辣椒、葱蒜、芥末、菜心、油炸类食品、茶叶、酒、咖啡	误食失眠更甚，病情加重

✳ 本节小结

饮食禁忌有说法，临床应用须分清。防病治病都注意，科学理性莫绝对。

✳ 食医小试

病中饮食禁忌生冷、黏滑、油腻、腥膻、辛辣有什么讲究？

✳ 参考文献

[1]王磊. 浅谈中医饮食与忌口. 中国中医药现代远程教育.

[2]刘枫，董平高. 中医忌口的临床体会. 中国中医基础医学杂志.

[3]常明荣. 服用中药必须注意饮食禁忌. 齐鲁药事.

[4]刘会中. 浅谈服药时的饮食禁忌. 北京中医.

第三十三讲　吃啥补啥靠谱吗

本节要点

◈ 吃啥补啥的定义

◈ 吃啥补啥的可取之处

◈ 吃啥补啥问题的误区解读

经常听人说"吃啥补啥"，比如吃猪腰补肾，吃羊血补血等，作为民间流传下来的饮食传统，这样的说法靠谱吗？下面来为大家做一个解读。

虽然吃啥补啥现在有人对其诟病不少，但从中医食疗学的角度分析，还是有一定价值的。它来源于中医食疗理论中"以形补形，以脏补脏"学说。在食疗配制应用中，动物脏器应用是比较多的，一是其量大易得，用法简便，既可内服，又能外用；二是既可单用取效，又可配合其他药物发挥协同作用。这是食疗学说中非常重要的一个方面，而且随着现代科学研究方法的引入，也证实了"以脏补脏"有一定的科学性，例如从动物胰腺提取的胰岛素可治疗糖尿病；从猪肝中提取的猪肝核糖核酸可治疗慢性活动性肝炎；众多动物胆汁所含的胆酸钠、去氢胆酸，均有明显的利胆作用，可治胆囊炎、胆石症、胆囊切除后综合征等。从促进科学研究角度来说，这个学说虽然还有些理解上的问题，但为我们提供了一个研究的思路，促进了医学的发展。

另外，这个说法也提升了人们对食物营养的重视，对其解读我们以往的误区在于过多关注"形"和"脏"的问题，恰恰忽略其实这个学说的重点在于"补"。中医学有云，"安身之本，必资于食"。对于病患而言，最好的补益方法就是通过食物营养来加强自身的抗病防病能力，而我们常说的吃啥补啥的食物，都含有很高的营养价值，这就使人们关注了食物营养的重要作用，促进了食疗和临床营养学的发展。比如动物内脏富含蛋白质、脂肪、糖类、多种维生素、氨基酸及微量元素等。从"补"的角度来说也是利大于弊，但是，这并不意味着所有的人只要有了胃痛就要吃猪肚，得了心脏病要吃猪心，发生性功能障碍就要吃什么鞭类，骨折了就得喝骨头汤……具体的病症在每个人身上表现不同，营养治疗和食疗方法也不尽相同，还是应该区别对待。

特别需要提醒的是，动物的肝、肾是解毒排毒的主要器官，无论是外来的还是体内产生的各种毒素，绝大多数要经肝、肾处理后转化为无毒、低毒物质或溶解度大的物质，再随胆汁到达肠道或经血液循环到肾脏，随粪便或尿液排出体外，长期大量摄入动物肝脏、肾脏则不利于身体健康。比如有个家属给患肝病的丈夫连续做了半个月的泡椒炒猪肝，结果不仅没有补肝，反倒吃出了痛风。

刚才说的是这个说法的可取之处，但是它也有很多问题和弊端，比如混淆了中医的脏腑概念，使不明白中医的人过分对号入座从而引发饮食健康问题，加上商家的恶意炒作影响了中医的诚信和发展。以脏补脏的两个脏字，前一个是西医的脏器组织，来源于动物，后一个是中医的脏腑，关乎于人体；中医所说的脏腑跟西医解剖学上所说的脏器有一定的差别，比如都说肝病，中医认为，肝主疏泄和藏血，与人体整体的功能相关，西医则主要关注的是肝脏这一个脏器的功能。中医所说的脏腑与现在我们所认识到的脏器存在着概念的不同，因此用现代的脏器功能验证方法去证明中医脏腑功能是否健康，是片面的。有些人给吃猪肝的人查肝功证明"以脏补脏"的不靠谱，这种做法本身就是对两个医学概念的误读。

总之，吃啥补啥，关键还是要"吃"，还是要"补"，但是不能机械地理解，更不能滥用，否则会有损健康。"以形补形""以脏补脏"也要辨证施治，根据不同症状来判断是否适合这一食疗方法。如果不顾症状的不同而一律"以形补形"，不仅得不到"补"的效果，还会加重病症，影响健康。

🏵 食疗小贴士

张锡纯最早使用"脏器疗法"一词

用动物的内脏器官、组织、腺体乃至分泌物、排泄物作为药物，以预防和治疗疾病，中医学称为动物脏器食疗方法。著名医家张锡纯以擅用食疗而享誉于医林，对动物脏器治病尤具心得。他在所著《医学衷中参西录》中最早使用了"脏器疗法"一词，书中指出："鸡内金，鸡之脾胃也。其善化瘀积……（脾胃）居中焦以升降气化，若有瘀积、气化不能升降，是以易致胀满，用鸡内金为脏器疗法。"至此，脏器疗法以其醒目的名称、独特的风格，跻身于医苑，成为深受医家和群众喜爱的一种较好的食疗方法。

🏵 本节小结

以脏补脏有依据，取类比向是中医。惟须谨慎科学看，盲目进补问题多。

🏵 食医小试

结合现代营养学分析脏器疗法的利弊。

🏵 参考文献

[1]彭慧慧，孙建波，杨晶，王鑫. 浅谈《饮膳正要》中"以脏补脏"的食疗思想[J]. 中国民间疗法，2006（01）：9-10.

[2]杨艳琳. 以形补形，以脏补脏. 医药养生保健报.

[3]徐世杰. "以脏补脏"与"口服耐受"[J]. 中国中医基础医学杂志，2003，9（08）：1-3.

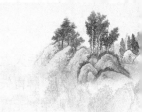

第五章
食治

═══ **第三十四讲　食疗是怎么实现的** ═══

本节要点

◈ 中医食疗的作用基础

◈ 中医食疗的界定与实现

◈ 中医食疗的作用意义

中医食疗有作用吗？中医食疗在临床上应用的基础是什么，中医食疗过时了吗？中医食疗如何在临床中实现，应该看到的是中医食疗的界定有广义狭义之分，广义的是以食为药，有些食物可以像药物一样外用，也可以口服进入消化系统。狭义的就是借食以疗，也是我们这门学科关注的，那就是和食物一样以膳食的形式入口，发挥食疗作用。既然是膳食，就要强调脾胃消化和吸收，中医食疗学的基础是中医脏腑理论，病以食治主要应通过饮食途径。中医食疗的界定与实现主要通过以下几个方面。

1. 调脾胃

脾胃为饮食之本，《素问·灵兰秘典论》讲到："脾胃者，仓廪之官，五味出焉。"将脾胃的受纳运化功能比作仓廪，可以摄入食物，并输出精微营养物质以供全身之用。人以水谷为本，胃主受纳水谷，脾主运化精微营养物质，可见脾胃在人体占有极为重要的位置。《素问·经脉别论》说："饮入于胃，游溢精气，上输于脾，脾气散精，上归于肺，通调水道，下输膀胱，水精四布，五经并行。"食疗不养胃，功夫全白费。食疗通过脾胃实现对人体的拨乱反正，所谓正气存内，邪不可干！医圣张仲景说："四季脾旺不受邪"。在消化系统的消化过程中，除了有脾的运化、胃的受纳、肝的疏泄、胆汁的参加，还需要肾阳的温煦、肺的宣发与肃降。同时，小肠的分泌清浊，大肠的传化糟粕也是很重要的。

作为后天之本，气血生化之源，脾胃与膳食运化直接相关，脾胃调和，则人能长寿。脾胃失和，则生病症。清代名医叶天士在《临证指南医案》中说："有胃气则生，无胃气则死，此百病之大纲也"。凡治大病，当以顾护胃气为要，存得一分胃气，就有一分生机。所以，调脾胃是中医食疗实现的核心基础。

2. 补正气

正气指的是抗病康复能力，当大病初愈，正气不足，或年老气虚，体弱无力之时，食疗通过补益正气实现调补的作用。《黄帝内经》明确指出："毒药攻邪，五谷为养，五果为助，五畜为益，五菜为充，气味合而服之，以补养精气"。强调了以食补之，五味调和的养生方法。孙思邈《备急千金要方·食治》中倡导："食能排邪而安脏腑，悦神爽志以资血气""为医者当洞察病源，知其所犯，以食治之，食疗不愈，然后命药"。金代名医张从正也指出："养生当论食补，治疗当考药攻。"这些都说明了食疗食补对正气的调理以实现食疗的效果。

3. 调气血

调气血是中医食疗主要的实现途径，气血是中医学上讲的人生命活动的物质基础。而气血的来源主要就是饮食。饮食进入脾胃，脾胃运化形成气血，气血不足会导致脏腑功能减退，气虚则畏寒肢冷、自汗、头晕耳鸣、精神萎靡、疲倦无力、心悸气短、发育迟缓；血虚则面色无华萎黄、皮肤干燥、毛发枯萎、指甲干裂、视物昏花、手足麻木、失眠多梦、健忘心悸、精神恍惚。与气血相关，调养气血有利于气血关系的协调，实现食疗的作用。

4. 治脏腑

食疗通过调整脏腑功能，促进疾病康复。人体五脏必须保持和谐平衡，并适应四时阴阳的变化，才能与外界环境保持协调平衡与健康。任何一个脏器的过六（过盛）或过虚（不及），都将会影响其他脏器生理功能的发挥。因此，任何一个脏器的疾病，都与相生、相克或相表里的脏器有关。而饮食对五脏的功能有着重要的调节作用，饮食五味各归五脏，影响着脏腑的功能，以达到防治疾病的效果。

中医食疗的实现要做到以食为主，这体现在食疗的全过程，要关注饮食食疗的取材，制作过程，要明白以食为主——关注膳食的形式，保证食物色香味意形的特点，要吃得下，吃得好，食疗才能实现，如果只是纸上谈兵，不关注膳食形式，食疗品做出来没人吃也没有意义，同时还要关注饮食行为的调整，中医食疗其实是食疗养生，是与饮食相关的生活方式的健康管理，要关注食疗对象的饮食习惯、饮食偏嗜、饮食行为，使其做到饮食有节，整体平衡，才能实现食疗的效果。另外食疗的实现其实是饮食的效应体现，饮食的效应体现不是一顿饭两顿饭，也不是一天两天实现的，中医食疗的实现是累加效应，如忽思慧在《饮膳正要》中引用《日华子本草》，记载莲子功效为"久食令人心喜，益气、止渴"。翻开历代的典籍，我们发现"久食""常食""多食"是食疗的关键。

中医食疗的实现有其基础和基本的途径，从食疗角度而言通过四个基础来实现食疗的作用，同时食疗也是以饮食全过程的综合干预为基础的系统治疗方法，值得注意。

常用健脾胃中成药见表25。

表25　常用健脾胃中成药一览

名称	功效	功能主治
香砂六君丸	益气健脾，和胃	用于脾虚气滞，消化不良，嗳气食少，脘腹胀满，大便溏泻
香砂养胃丸	补中益气，温中和胃	用于胃阳不足、湿阻气滞所致的胃痛、痞满，症见胃痛隐隐、脘闷不舒、呕吐酸水、嘈杂不适、不思饮食、四肢倦怠
参苓白术丸	健脾、益气	体倦乏力，食少便溏
人参归脾丸	益气补血，健脾养心	用于气血不足，心悸，失眠，食少乏力，面色萎黄，月经量少，色淡
四君子丸	益气健脾	脾胃气虚，胃纳不佳，食少便溏
补中益气丸	补中益气	体倦乏力，内脏下垂

✿ 本节小结

食疗基础调脾胃，补益气血是途径。脏腑机能首当重，膳食方式更关键。

✿ 食医小试

试述脾胃功能对于中医食疗临床的意义。

✿ 参考文献

[1]武彩莲，蔡缨，曾海娟. 药膳食疗在临床营养治疗中的应用[J]. 中国疗养医学，2011，20（01）：57-58.

[2]罗洁. 中医食疗在肿瘤病中的临床应用研究[J]. 中国医药指南，2013，11（34）：215-216.

[3]周央环. 药膳食疗在临床营养治疗中的应用[A]. 2011年中国儿童青少年营养与健康报告会论文汇编[C]. 中国学生营养与健康促进会，2011：3.

[4]曹艳辉. 食疗药膳在临床营养中的应用[A]. 中国营养学会临床营养分会. 第十四届全国临床营养学术会议资料汇编[C]，2014：2.

第三十五讲　从黄芪说补气

本节要点

◈ 黄芪药食两用历史概述

◈ 黄芪补气的解读

◈ 黄芪补气的应用方法

黄芪的药用历史迄今已有2000多年，始见于汉墓马王堆出土的帛书《五十二病方》，《神农本草经》将其列为上品。明《本草纲目》载"耆，长也，黄耆色黄，为补者之长故名"。《本草汇言》载"黄芪，补肺健脾，卫实敛汗，驱风运毒之药也"。《本草逢原》载"黄芪能补五脏诸虚，治脉弦自汗，泻阴火，去肺热，无汗则发，有汗则止。"黄芪，为补气良药，味甘，性微温，归肝、脾、肺、肾经，有益气固表、敛汗固脱、托疮生肌、利水消肿之功效。

什么是气，从气的汉字可以揭示中医对气两个来源的认识。一为自然界清气；二为饮食水谷之气。"气"，云气也，象形，本义为云气。汉字中就有体现，上有云气，下有饮食。中医中人体之气的种类很多，综合气的作用和功能，主要有推动作用、温煦作用、营养作用、防御作用、气化作用以及固护肌表等作用，可见其功能丰富。了解了气，再来看看为什么要补？

气的功能失常可以导致机体的某些功能活动低下或衰退，抗病能力下降（易生病），表现为怕冷，气短乏力，衰弱，无法控制出汗、出血、遗精等，生长发育等生理代谢受到影响。脏腑之气不足，而脏腑气虚如肺气虚还可导致短气自汗、声音低怯、咳嗽气喘、胸闷，易于感冒，甚至水肿等问题，在此不一一赘述。

那么，黄芪真的能解决所有的气虚问题吗？现代研究中黄芪具有降低血液黏稠度、减少血栓形成、降低血压、保护心脏、双向调节血糖、抗自由基损伤、抗缺氧、抗肿瘤、增强机体免疫力作用，可用来治疗心脏病、高血压、糖尿病等症。民间甚至有说法"常喝黄芪汤，防病保健康；常喝黄芪粥，人老无病忧"，那么黄芪真的有那么神吗？

从中医学来讲，黄芪不是万能的，仅能解决一部分功能之气和脏腑之气的虚证，起到托疮生肌、利水消肿、益气固表、敛汗固脱的功效，而要大补元气则黄芪不要乱用，同时还要注意体质。从体质上来说黄芪适合气虚脾湿型的人，而身体十分干瘦结实的人则不宜。从身体状况来说感冒、经期的都不宜食用。肾病属阴虚、湿热、热毒炽盛者用黄芪一般会出现毒副作用，应禁用。总之，黄芪补气不是万能的，所以不可乱用，应注意配伍。

那么从中医食疗角度来说，制黄芪水，应该用哪些方法呢？常用的煎、煮、泡其实是有差异的。煎汤少；煮汤多；泡使有效成分析出的程度就黄芪而言不如煎煮。煎是武火，煮是文火，煎煮配合，以煮为主。综合来看，黄芪水选择煮水更好。

煮黄芪补气的用水量为：第一煎黄芪总量（克）+150毫升+服用量（成人服用量为150～300毫升）。第二煎服用量+200毫升。第三煎服用量+100毫升。注意黄芪用量，一般为10～30克，大剂量时可用到120克。

黄芪分为生黄芪、炙黄芪。相比之下，炙黄芪的补气升阳效果更好。使用黄芪进补，一般要由少逐渐增加，边服边观察有无上火的表现或原有疾病有无加重或是否出现闷、痛的感觉，一旦有则应停用或配药才能用。如果乏力、多汗或气喘等症状减轻，精神和体力改善而又无上述副作用，可增加用量。药理证明，大剂量黄芪能降血压。广东著名中医邓铁涛的经验是，黄芪轻用则升压，重用则降压。治疗低血压常用补中益气汤，其中黄芪用量不超过15克；治疗气虚痰浊型高血压，多用30克以上。多服长期服，则可煎汤代茶，不拘时服，一般泡水不要超过10克。

黄芪作为食疗中非常重要的一味药物，我们一定要明确它的应用，同时从它的应用中明确中医学说到的补更多强调的是功能而非物质，不要单纯用物质成分含量来衡量和选择补益的食材。

常用补气食物，见表26。

表26　常用补气食物

名称	性味	功效
粳米	性平，味甘	补中益气
大枣	性温，味甘	补中益气，养血安神
黑木耳	性平，味甘	益气，凉血，止血
香菇	性平，味甘	补脾胃，益气
土豆	性平，味甘	调胃和中，健脾益气，消炎
红薯	性平、微凉，味甘	健脾益胃，益气生津，润肺滑肠，通利大便，止血，排脓
栗子	性温，味甘	健脾养胃，补肾强筋，活血止血
山药	性平，味甘	健脾胃，补肺气，益肾精，滋养强壮
牛肉	性平，味甘	补脾胃，益气血，强筋骨
狗肉	性温，味咸	补中益气，益肾温阳
鸡肉	性温，味甘	温中益气，补精养血
鹅肉	性平，味甘	益气补虚，和胃止渴，止咳化痰，祛风湿，解铅毒
鲢鱼	性温，味甘	补脾暖胃，养肺润肤
鳜鱼	性平，味甘	补脾胃，益气血
黄鳝	性温，味甘	补气养血，温补脾胃
樱桃	性温，味甘	补脾益气，补肾养血

续表

名称	性味	功效
葡萄	性平，味甘酸	健脾胃，益肝肾，强筋骨
花生	性平，味甘	补脾益肺
燕窝	性平，味甘	益气补虚，补肺养阴

❀ 本节小结

黄芪煮水有功效，保健祛病都用好。补气扶正益升提，自汗乏力少不了。升压降压都可用，食疗应用可当宝。注意体质与配伍，不忘辨证才地道。

❀ 食医小试

为什么要补气？

第三十六讲　从红枣说补血

本节要点

◈ 中医血的生理功能有哪些
◈ 中医如何补血
◈ 红枣补血的注意事项

想必很多人提到补血食物就会想起"红枣"，但红枣真的能够补血吗？补血，首先要从血的定义和来源说起。

中医学认为，血是在心气推动下循环于脉道之中以营养周身的红色液体，它内注五脏六腑，外滋四肢百骸，是维持人体的重要物质。它的生成是以饮食为原料，与五脏六腑关系密切。《黄帝内经》就已指出："五谷入于胃也……营气者，泌其津液，注之于脉，化以为血。"而之所以要补血，是因为血虚。血虚证，是指体内血液不足，肢体脏腑五官百脉失于濡养而出现的全身性衰弱的证候。血虚多见于年老、体弱、久病、失血、脾胃虚弱、思虑过度、心脾两虚患者。在不同疾病中，其表现各有特点，临床上可根据各自病症的特点进行辨治。血虚主要的表现是面色萎黄、眩晕、心悸、失眠、脉虚细等，重点在功能评估，而不以西医贫血的实验室检查指标为主要诊断依据。要注意，中医讲的血虚和西医的贫血不是同一个概念，血虚未必贫血，但贫血一定存在血虚。

如何补血呢？明末清初医家喻嘉言直截了当地说："盖饮食多自能生血，饮食少血不生。"这些认识都阐明了饮食的数量和质量与生血有着密切的关系。饮食是造血的原料，饮食的精微物质经过脏腑的作用化生为血。脾胃是血液生化之源，饮食有节，脾胃运化功能正常，则血液生成自然源源不断。所以，补血必须先健脾胃，脾胃强健则生化之源不绝。所以从这个角度来说，任何所谓补血食疗的食物，都首先必须具备健脾胃的作用。

红枣药用历史悠久，《神农本草经》说红枣："主心腹邪气，安中养脾，助十二经，平胃气，通九窍，补少气、少津液、身中不足，大惊，四肢重。"《本草纲目》云："《素问》言枣为脾之果，脾病宜食之，谓治病和药，枣为脾经血分药也。"这些都证明了它健脾胃的作用。

枣味甘性温，具有补中益气、养血安神、健脾益胃等功能，滋补功效比较全面，另外作为一种缓和药性的药材，多个中医药方中也会加入红枣。红枣有"补血"的功能，却又不只有补血之用。

所以从这点来说，中医"补血补气"的概念与西医"补铁补血"的概念不同，传统中医学认为红枣有补血补气的功效，更看重的是红枣丰富的营养、整体补益的效果。特别是对于一些女性气血不足的情况，红枣有一定的补益作用。

血液的物质基础是精，而促进精化为血，则以气为动力。清代李中梓《医宗必读》说："血气俱要，而补气在补血之先。"在临床用药时，依据"气能生血"的理论，常在补血药中，配以益气之品，食疗也当如此。比如我们用红枣等补血食材的时候就可以加一些常用的补气药如黄芪、人参、党参等。

另外，红枣还有很好的保健功效，俗话说："日吃十个枣，医生不用找"。常喝红枣水对于经血过多而引起贫血的女性就可起到改善面色苍白和手脚冰冷的补益功效；产妇食用红枣，能补中益气、养血安神，加速机体复原；素有茶癖的人，晚间过饮，难免辗转不眠，若每晚以红枣煎汤代茶，可免除失眠之苦；老年体弱者食用红枣，能增强体质；从事脑力劳动的人及神经衰弱者，用红枣煮汤代茶，能安心守神，增进食欲。

红枣补血的注意事项又有哪些呢？因为红枣味甘质腻，易壅塞气机，令人中满，故气滞中焦的人不宜单吃或多吃红枣；红枣容易助湿生痰蕴热，故一切痰热、湿热引起的病症均不宜用。而儿童脾胃功能较弱，红枣黏腻，不易消化，多食碍胃，易影响儿童食欲和消化功能，且红枣糖分过多，容易引发龋齿。

此外，红枣的选购以色红、肉厚、饱满核小、味甜、无霉蛀为佳。

常用补血食物，见表27。

表27　常用补血食物

名称	性味	功效
猪肝	性温，味甘苦	补肝养血，明目
猪血	性平，味咸	补血，行血，杀虫
牛肉	性平，味甘	补脾胃，益气血，强筋骨

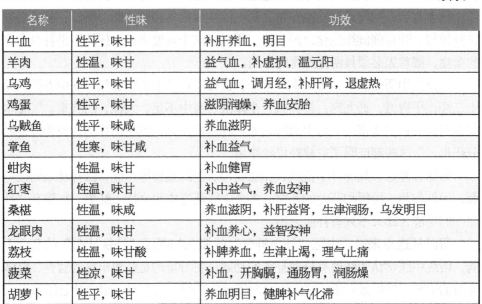

名称	性味	功效
牛血	性平，味甘	补肝养血，明目
羊肉	性温，味甘	益气血，补虚损，温元阳
乌鸡	性平，味甘	益气血，调月经，补肝肾，退虚热
鸡蛋	性平，味甘	滋阴润燥，养血安胎
乌贼鱼	性平，味咸	养血滋阴
章鱼	性寒，味甘咸	补血益气
蚶肉	性温，味甘	补血健胃
红枣	性温，味甘	补中益气，养血安神
桑椹	性温，味咸	养血滋阴，补肝益肾，生津润肠，乌发明目
龙眼肉	性温，味甘	补血养心，益智安神
荔枝	性温，味甘酸	补脾养血，生津止渴，理气止痛
菠菜	性凉，味甘	补血，开胸膈，通肠胃，润肠燥
胡萝卜	性平，味甘	养血明目，健脾补气化滞

❀ 本节小结

红枣补血重功能，非是单纯治贫血。养血安神健脾胃，食疗养生不可缺。

❀ 食医小试

1. 中医如何补血？
2. 红枣补血的注意事项有哪些？

❀ 参考文献

[1]雷晓荥. 当归补血汤加味食疗治疗崩漏28例疗效观察[J]. 成都中医药大学学报，2013，36（04）：69-70.

[2]温婷. 食疗养生：4个补血食疗方补出红润好气色[J]. 今日科苑，2013（02）：109-110.

[3]曹恒炎，江艳华. 巧用食疗补血养颜[J]. 中药材，2001（08）：622.

第三十七讲　从羊肉说温补

本节要点

⊕ 何为温补

⊕ 羊肉为何能温补

一、温补的定义

温补是以辛热性的药食材温养补充人体阳气的一种方法。那么为什么要温补呢？补的又是什么呢？平时我们说的温补食材比如羊肉为什么能温补？

首先，要明确温补的目的。一般来说，温补的目的是四个方面：一是冬令进补，二是怕冷，三是久病，四是大虚之证。

从养生角度来讲，每一个季节应该吃什么、怎么吃都是一门学问。中医学认为，冬季饮食应该以"温补"为原则。正所谓"虚者补之，寒者温之"。冬令温补能提高人体的免疫功能，不但使畏寒的现象得到改善，还能调节体内的物质代谢，使能量最大限度地贮存于体内，为来年的身体健康打好基础。易患慢性支气管炎、冻疮、尿频症等冬季疾病者，在中医看来属肾气亏虚、阳虚外寒，调治的办法是温药补之，如熟附子、肉桂、海马、狗肾、人参、甘草、枸杞子等皆可使用。

综合来看补益这些问题，其核心是阳气的虚弱。阳气是人体物质代谢和生理功能的原动力，是人体生殖、生长、发育、衰老和死亡的决定因素。人的正常生存需要阳气支持，所谓"得阳者生，失阳者亡"。"阳气"越充足，人体越强壮。阳气不足，人就会生病。阳气虚弱脏腑功能低下，气血运行慢，容易疲劳乏力，精神不振、吸收功能差、面色苍白、手脚怕冷、心悸、嗜睡、容易感冒，慢慢就精力衰退、体质下降，甚至痰湿停滞、气滞血瘀，易生肿瘤。

这里要注意的是温补补的是阳气，绝不是单纯的体温。体温可以反映寒的程度，但不是中医中寒的全部，而寒证表现出来的是一系列阳气虚衰，机能上的变化。

机能的另一种解读是机体+能量。中医与身体机能相关的两个概念，一个是阳，一个是气。阳虚则寒，气的温煦功能失常也会有寒的表现，特别是出现体表温度低的问题。寒证常与虚证并见，故祛寒常多兼温补。药膳温法用于脾胃虚寒者，有干姜粥、黄芪建中汤等温中祛寒；用于寒滞经脉者，有附子粥、姜附烧狗肉等温经散寒。

温补补的其实是阳气，补的是虚——机能之虚，治的是寒——抗外寒，调内寒，温补不等于单纯的调节体温，而是一种功能的调节。

二、温补的食材举例

温热的食物会起到温补的作用，大家熟知的温热食品——羊肉就具有温补的作用，羊肉性温热，益气补虚，适合虚寒体质者。李时珍在《本草纲目》中说："羊肉能暖中补虚，补中益气，开胃健身，益肾气，养胆明目，治虚劳寒冷，五劳七伤"。

羊肉能温补的原因，一是羊肉作为动物食物，是供能食物，是人体的能量来源，为人体的新陈代谢起着重要的支撑作用。二是羊肉的烹饪方法，正如我们前面所说的烹饪可以调和食性，羊肉的烹调方式多为蒸、煮、煎、炒、熏、炖、煨、涮、烤、炸，饮食成品本身具备温热之性，故有功效。另外吃羊肉的配料，比如酒、姜、辣椒，以及各种香辛料等，往往都是能扩张血管、促进血液循环的刺激性物质，也会让人体的散热暂时增加，让人有发热的感觉。通过这三个方面可以看到，中医食材温补的问题与很多因素有关，中医食疗也不是没有依据的随意臆造，它融合了中医整体观念及人们的生活智慧，因此务必要不含偏见，理性看待。

常用温性食物，见表28。

表28　常用温性食物

种类	功效
刀豆	温中下气，止呃逆，温肾
大枣	益气补血，健脾和胃，祛风
大蒜	健胃，杀菌，散寒
大葱	温胃散寒，发汗，祛痰，杀菌
大茴香	开胃理气，散寒，芳香开胃，增进食欲
小茴香	理气开胃，解鱼肉毒
木瓜	祛湿，舒筋，和胃
牛肚	补虚，益脾胃
牛骨髓	润肺，补肾，填髓
石榴	生津止渴，涩肠止泻
龙眼肉	补血安神，益脑力，养心脾
白条	暖胃，补虚
生姜	发汗散寒，温胃止呕，祛寒痰，解鱼、蟹、菌蕈毒
西谷米	健脾补肺，化痰
羊奶	益气补虚，养血润燥，润肺止咳
羊肉	益气血，补虚损，温元阳，御风寒，滋养强壮
羊肚	补虚，健脾胃
羊骨	补肾，强筋骨

种类	功效
羊髓	益阴补髓，润肺泽肌
红糖	益气补血，缓中止痛，健脾暖胃，化食散寒，活血化瘀
杏	滋阴润肺，化痰定喘，生津止渴
杨梅	生津解渴，消食和胃，止痢
花椒	芳香健胃，温中散寒，解鱼腥毒
佛手柑	芳香理气，健胃止呕，化痰止咳
谷芽	健脾开胃，和中消食
鸡肉	益五脏，补虚损，健脾胃，强筋骨
松子仁	补气充肌，养液息风，润肺滑肠
金橘	理气解郁，消食化痰，止渴，醒酒
狗肉	补中益气，温肾助阳，安五脏，暖腰膝。属温养强壮食品
饴糖	补虚损，健脾胃，润肺止咳
咖啡	强心利尿，提神醒脑，兴奋
草鱼	暖胃补虚
草豆蔻	温中祛寒，行气燥湿。为芳香健胃调料食品
荔枝	养血生津，理气止痛，除口臭
南瓜	补中益气，降血脂，降血糖
香菜	发汗透疹，消食下气。属芳香健胃之佳蔬
香椿芽	健脾开胃，增进食欲
虾	补肾壮阳，通乳。属强壮补精之品
韭菜	健胃暖中，温肾助阳，活血散瘀
洋葱	降血脂，降血压，降血糖，抗癌
骆驼肉	益气血，壮筋骨
蚕蛹	降血脂，降血糖，补虚损，壮阳
桂花	温中散寒，暖胃止痛
核桃仁	补肾固精，温肺止咳，益气养血，补脑益智，润肠通便
栗子	健脾养胃，补肾强腰，补血
海马	补肾壮阳，活血理伤
海龙	补肾壮阳
海枣	补中益气，润肺止咳，化痰平喘
海参	补肾益精，滋阴养血
酒	散寒气，通血脉
高粱	健脾养胃，补气
雪里蕻	宣肺祛痰，温中利气
猪肚	补虚损，健脾胃

种类	功效
猪肝	补肝养血，明目
猫肉	补虚益气，疏风通络，软坚散结
蚶子	补血，健胃
蛇肉	祛风通络，补气血
野蒜	理气宽胸，散结定痛
野鸡肉	补中益气
麻雀卵	补肾阳，益精血
鹿肉	补五脏，调血脉，壮阳气，强筋骨
鹿胎	益肾壮阳，补虚生精
鹿鞭	补肾壮阳，益精
淡菜	补肾填精，益血
鲂鱼	健益脾胃，养血祛风，补虚
鲶鱼	补中气，滋阴，开胃，催乳，利小便
槟榔	消食醒酒，宽胸腹，止呕呃
酸石榴	生津止渴，涩肠止泻
獐肉	补益五脏，催乳
鲚鱼	补气虚，健脾胃
醋	活血散瘀，消食化积，解毒
鲢鱼	健脾益气，利水化湿，温中，通乳
燕麦	补虚，止汗
橘饼	宽中下气，化痰止咳，消食醒酒
鹧鸪	补虚弱，健脾胃
鳝鱼	补虚损，强筋骨，祛风湿
糯米	补中益气，健脾养胃，止虚汗

✿ 本节小结

温补关键是机能，虚寒非是在体温。羊肉温补原因多，食疗还需理性想。

✿ 食医小试

温补的定义是什么？哪些人需要温补？羊肉能温补的原因是什么？

第三十八讲 感冒的饮食秘方——汗法的应用

本节要点

◈ 感冒定义与治疗概述

◈ 感冒食疗主要的防治方法

◈ 感冒食疗的饮食注意

感冒是一种最常见的呼吸系统疾病。中医学认为感冒的病因，主要是感受以风邪为主的外邪所致，故俗称"伤风"。临床以发热、恶寒、头痛、鼻塞、流涕、喷嚏、咳嗽、脉浮等为主要症状体征。感冒发于不同季节，因时令的邪气不同而在人体表现也会不同，感冒的中医治疗原则是什么？是否能通过中医食疗的方法防治呢？

治疗感冒，当以疏风解表为基本原则。古人说："当其感冒，浅在肌肤，表之则散，发之则祛，病斯痊矣。"根据不同的证型分别治以辛温解表、辛凉解表、清暑解表、清热解毒等几类。治疗兼证，在解表基础上，可以佐以化痰、消导、镇惊之法。比如感冒发热，要想热退，必须汗出，可以用汗法疏解表邪，治疗感冒。但感冒有风寒风热的不同，因而，分为散寒解表（辛温解表）和疏风清热（辛凉解表）两类。

中医的汗法也可以通过食疗制剂的搭配来直接实现，这主要针对风寒感冒，它多发于冬季，临床症状为恶寒重（怕冷）、发热轻、无汗、头痛、鼻塞流涕、声重、喉痒、咳嗽、痰白清稀、四肢酸痛，舌苔薄白而润，脉浮。宜吃具有辛温、发汗、散寒功效的食物，忌食生冷、性凉食物，宜吃温热性或平性的食物，如辣椒、肉桂、大米、柠檬、洋葱、南瓜、青菜、赤小豆、豇豆、杏、桃等。

风热感冒多发于春、夏季，临床症状为恶寒轻、咽红肿痛、咳嗽痰黄、口干欲饮、身体有汗，苔白而燥，脉浮数。风热型感冒者宜食用疏风清热、利咽性寒的食物，如绿豆、苹果、枇杷、柑、橙子、猕猴桃、草莓、水芹、苋菜、菠菜、黄花菜、莴苣、豆腐、面筋、冬瓜、地瓜、丝瓜、绿豆芽、柿子、香蕉等。忌吃辛辣、性热食物，流感患者宜食清凉多汁食物，如莲藕、百合、荸荠等。感冒一定要按证治疗，辨证要准确，然后选择与证相反的相应食物。

对于感冒而言，食疗辅助治疗的基础是发汗，汗法是中医比较常用的治疗外感的方法之一，对于普通感冒发热，可以在医师诊治的基础上，采用食疗粥、汤等剂型辅助药物治疗。比如汉代张仲景在论述发汗解表经典方剂桂枝汤的用法时，做出了详细介绍，对我们今天通过食疗发汗配合治疗感冒，提供了法例。《伤寒论》记载用桂枝汤后"服已须臾，啜热粥一升余，以助药力"。讲的就是服药以后，要马上喝热粥来助药力。桂枝汤重在扶正，发汗力不足，要想发汗就要配合热粥，借水谷之气来补充汗源。因此通过发汗宣发外感风邪、寒邪，还需要补充津液。另外也借助热粥的热能温度来鼓舞胃阳，补充中焦阳气，进而振奋卫阳，驱邪外出。特别注意的是喝了热粥后，还要做一件重要的事情，"温覆令一时许"，就是盖上被子保暖，保证发汗的时间，让"遍身辄辄微似有汗者益佳，不可令如水流漓，病必不除"。这是汗法要达到的效果，要使躯干及手脚都要见到汗，这就是"凡发汗，欲令手足具周"。这里也强调了出小汗、出微汗，而不能大汗淋漓。特别注意的是食疗汗法的应用，宜汗出邪去为度，对于表邪已解，热病后期津亏者，均不宜用。

除此之外，在感冒期间，宜多吃软食、流食。感冒期间，肠胃功能不佳，宜食粥、面条、羹、汤等，以达到调理脾胃、补益正气、驱邪外出的效果。无论风寒感冒还是风热感冒，都忌吃一切滋补、油腻、酸涩食物，如禽畜肉类、人参、阿胶、各种海鲜以及各种黏糯的甜点食品。风寒感冒者忌吃寒凉性食品，如柿子、豆腐、绿豆芽、生萝卜、生藕、生梨、生荸荠、薄荷、金银花、白菊花、胖大海。风热感冒者忌食生姜、胡椒、桂皮、茴香、丁香、白酒、冬虫夏草等补益食品。忌吸烟，烟会刺激呼吸道黏膜，产生大量痰液，使病情加重。忌饮酒、咖啡、浓茶等兴奋性饮品。还有一点要注意，凡用发汗食疗时，应避风寒。

❀ 食疗小贴士

不同类型的感冒可选用相应的食疗方法。

（1）风寒感冒

葱豉汤：葱白3～5根，淡豆豉10克，适量酱油。沸水煮3分钟后，即可饮用。

（2）风热感冒

金银菊花茶：金银花15克，菊花10克，薄荷10克，绿茶10克，柠檬2片，冰糖30克，共泡一壶茶，频频饮用。

（3）暑湿感冒

辛薄二香茶：辛夷5克，薄荷3克，香薷3克，藿香5克，代茶饮。

（4）秋燥感冒

桑菊乌梅甘草茶：桑叶10克，菊花5克，乌梅5克，生甘草10克，代茶饮。

❀ 本节小结

感冒食疗须辨证，分清寒热用饮食。发汗解表扶正气，忌口食物要远离。

❀ 食医小试

治疗感冒发烧的药膳食疗有哪些？

🎔 **参考文献**

[1]孙丽云. 感冒的中医药防治与食疗[J]. 中国医药指南，2011，9（20）：338-339.

[2]艾畅. 中医治疗风寒感冒的8个食疗方[J]. 新农村，2017（11）：43.

[3]崔东红，王桂荣. 孕妇感冒的几个食疗方[J]. 中国民间疗法，2013，21（08）：64.

第三十九讲　中医食疗真的能减肥吗

本节要点

◈ 中医减肥的病因病机源流
◈ 中医食疗减肥的内容和方法

中医能减肥吗？中医食疗能减肥吗？在门诊咨询中，经常会被问到这样的问题。中医学是传统医学，有其自身理论体系，对肥胖的表现、危害、病因特别是饮食病因问题早有认识，最早记载见于《黄帝内经》，其中在部分篇节中讨论了肥胖相关问题，其主要内容在后世医家的发展整理后，成为中医减肥方法的理论基础及依据。

中国古代的医学书籍中，关于肥胖的描述很多，如"肥贵人""肌肤盛""肥人"……在体型特点上，也有非常详细的描述，说明传统医学对肥胖人群的基本生理特点有所认识。中医学对肥胖有较为系统的分类方法和辨证体系，在《黄帝内经》中将肥胖分为"有肥，有膏，有肉"三种类型，一方面从体型表现，另一方面从中医体质特点对肥胖进行了分类。同时中医学认为这三种类型"膏者多气……肉者多血……肥者其血清，气滑少"，指明了不同肥胖类型的中医生理特点，见表29。

表29　不同肥胖类型的特点

种类	体型特点	现代描述
肥人	䐃肉坚，皮满者	体形可能不是很大，但是皮肤紧绷有弹性，肌肉、皮下脂肪坚硬的人
膏人	䐃肉不坚，皮缓者	膏人就是皮肤松弛，肌肉松软，甚至按之有凹陷的，长着啤酒肚，脸蛋儿嘟噜下垂
肉人	皮肉不相离者	肉人是体形大，但是上下匀称，皮肤不紧绷也不松弛，即皮肉不分离

关于引起肥胖的原因，中医学认为与先天禀赋（体质遗传）以及饮食生活方式、情志（情绪与认知因素）及地理环境等因素有关。特别在饮食选择及生活方式问题上，中医学认为肥胖乃过食肥甘膏粱厚味，以及久卧、久坐、少劳所致。《素问·奇病论》中有"数食甘美而多肥"的记载。

中医学认识到肥胖能并发其他疾病。指出："凡治消瘅、仆击、偏枯、痿厥、气满发逆，甘肥贵人，则膏粱之疾也。"所谓消瘅，指消渴病，与糖尿病有相关性；仆击，指中风；偏枯，指半身不遂；痿厥，指痿弱无力和四肢厥冷；气满发逆，似指心痹一类疾病引起的症状。

中医学还认为肥胖与寿命有一定关系。《黄帝内经·灵枢·寿夭刚柔》篇指出："形充而皮肤缓者则寿，形充而皮肤急者则夭，形充而脉坚大者顺也，形充而脉小以弱者气衰，衰则危矣。若形充而颧不起者骨小，骨小则夭矣。形充而大肉䐃坚而有分者肉坚，肉坚则寿矣；形充而大肉无分理不坚者肉脆，肉脆则夭矣。"所谓形充、肉坚指身体结实，多寿；而形充，大肉无分理，肉脆，实指身体肥胖，而这一类人长寿者少。说明古人已观察到肥胖与寿命的相关性。

中医学在饮食治疗肥胖问题上已有论述。古代文献记载了"凡食之道，无饥无饱""饮食有节，劳而不倦"，主张"常须少食肉，多食饭及蔬菜""食毕当行步""常欲小劳"。提倡"薄滋味""食维半饱无兼味""频频慢步，不可多食"，等等，其把少食、慢食、淡食作为防治肥胖的准则和措施。

中医食疗是在中医理论的指导下，利用食物性和味的搭配及所含营养成分或其他成分，作用于人体一定的脏腑，达到调和气血，平衡阴阳，防治疾病，健身延年的目的的治疗方法。中医食疗需遵循中医辨证论治的原则和特点，以重视脾胃（消化系统）功能，调节气血（整体生理机能），调整饮食生活方式为要点。注重食材选择及搭配，对于肥胖的中医食疗要符合中医治疗肥胖的原则，主要有三个方面：一是补法，有健脾益气，益气补肾法；二是泻法，有化湿、利水、祛痰、通腑消导法；三是活血化瘀法，此处不做赘述。中医食疗治疗肥胖关注食材的选择，但根据历代医学典籍的记载，明确记载有减肥效果的食材不多，见表30，对历代记载有使人瘦，令人瘦等功效描述，具有减肥作用的药材食材进行了整理，不过十余种。

表30　具减肥效果的食材

名称	原文	出处
苜蓿	多食当冷气入筋中，即瘦人	《食疗本草》
牵牛子	极能搜风，亦消虚肿。久服令人体清瘦	《本草纲目》
昆布	下气，久服瘦人	《食疗本草》
海藻	瘦人，不可食之	《食疗本草》
赤小豆	陶弘景曰：性逐津液，久食瘦人；久食瘦人	《食性本草》

名称	原文	出处
冬瓜	煮食之，能炼五脏精细。欲得肥者，勿食之，为下气。欲瘦小轻健者，食之甚健人。又云，患冷人勿食之，令人益瘦	《食疗本草》
茶叶	久食，令人瘦，去人脂	《本草拾遗》
荷叶	荷叶服之，令人瘦劣	《本草纲目》

中医学是中国传统医学，古代中国由于经济及社会文化的影响，再加上传统的植物性膳食为主的膳食结构，肥胖发病率较低，且古代肥胖往往是富贵身份的象征，所以古人不谈减肥，但中医关注肥胖与饮食的关系，认为肥胖的发生和防治重点都与饮食相关。中医不关注减重本身，但关注肥胖产生的身体机能，关注对身体整体机能的调整。中医对肥胖食疗还体现在其对饮食生活方式的干预和调整，结合现代健康管理，应成为中医食疗治疗肥胖的基础。食疗治疗肥胖不是单一食材的选择，或是某个加点药食两用品的食疗药膳配方，而是基于对中医脾胃、气血功能，以及体质调理、生活方式调整的综合治疗方法，这才是中医食疗减肥之道。

不同中医证型肥胖食物选择见表31。

表31 不同中医证型肥胖食物选择一览

证型	临床表现	主治方法	建议食材	推荐药膳
脾虚湿阻型	形体肥胖、肢体困重、倦怠乏力、脘腹胀满、纳差食少、大便溏薄、舌质淡、苔薄腻、脉缓或濡细。此型临床上最为多见	健脾化湿	扁豆、蚕豆、豌豆、赤小豆、绿豆、黄豆芽、绿豆芽、玉米、冬瓜、冬瓜皮、黄瓜、西瓜、西瓜皮、白菜、鲤鱼等	杂豆粥、冰拌三皮、赤小豆鲤鱼汤、冬瓜瓤汤、白菜粉丝汤等
脾肾两虚型	形体肥胖、虚浮肿胀、疲乏无力、少气懒言、动而喘息、头晕畏寒、食少纳差、腰膝冷痛、大便溏薄或五更泄泻、男性阳痿、舌质淡、苔薄白、脉沉细。重度肥胖症患者多为此型	温阳化气利水	豇豆、刀豆、枸杞子、羊乳、牛乳、羊瘦肉、狗瘦肉、雀肉、胡桃仁等	枸杞子饮、雀肉粥、羊乳羹、人参胡桃汤、素拌豇豆、胡椒羊肉汤等
胃热湿阻型	形体肥胖、嗜食肥甘或消谷善饥、口臭口干、大便秘结、舌质红、舌苔黄腻、脉滑数。此型多为体壮的中青年肥胖者	清热化湿通腑	白菜、圆白菜、芹菜、莴苣、竹笋、莼菜、莲藕、苦瓜、马齿苋、马兰草、荸荠、梨等	白菜海带汤、五汁饮、凉拌藕丝、竹笋罐头、鸡蛋炒马齿苋、猪肉炒苦瓜等

中医食疗五十二讲

证型	临床表现	主治方法	建议食材	推荐药膳
气滞血瘀型	形体肥胖、两胁胀满、胃脘痞满、烦躁易怒、口干舌燥、头晕目眩、失眠多梦、月经不调或闭经、舌质暗有瘀斑、脉弦数或细弦。肥胖日久者可见此型	疏肝理气、活血化瘀	香橼、橙子、橘皮、橘子、佛手、荞麦、高粱米、刀豆、白萝卜、茴香、茉莉花、山楂、茄子、酒、醋等	凉拌佛手、蒜泥茄子、白萝卜汤、荞麦面、茉莉花茶、山楂饮、三花减肥茶、健身醋等
肾阴虚型	形体肥胖、头昏头痛、五心烦热、腰膝酸软、舌红少苔、脉细数或细弦。此型临床上比较少见	滋阴补肾	银耳、黑木耳、黑豆、桑椹、甲鱼、猪瘦肉、鸭肉、鸭蛋、海参、海蜇、黑芝麻、猪肾等	凉拌海蜇皮、双耳羹、甲鱼羹、黑豆猪肉粥、香菇烧海参、黑芝麻粥、杜仲炒腰花等

✤ 本节小结

常言肉食多富贵，难见古人说减肥。如今食疗须综合，不可随意信鼓吹。

✤ 食医小试

中医对减肥的关注体现在哪些方面？

✤ 参考文献

[1]李智泉. 食疗减肥法. 四川科技报.

[2]阿志. 食疗与减肥. 四川日报.

[3]尚云青. 减肥食疗法简介[J]. 云南中医中药杂志，2001，22（02）：20-21.

[4]章海风. 中医药膳减肥的研究现状[J]. 扬州大学烹饪学报，2006，23（04）：3-5.

第四十讲　扶正祛邪——肿瘤的中医食疗

本节要点

⊕ 肿瘤的中医学认识
⊕ 肿瘤的中医食疗原则和方法

现代西医之谓肿瘤相当于中医的积聚、癥瘕、疵癖、岩（瘤）等范畴，其病情危重，需要综合的调治。而对于肿瘤的发生，从中医上讲其本质是人体正气虚衰严重的表现。

李中梓《医宗必读·总论证治》中亦云："积之成者，正气不足，而后邪气踞之。"这些均明确指出了肿瘤的发生与否与人的正气强弱密切相关。因此，在肿瘤的治疗中，无论是中医还是中医食疗，都始终把扶助机体正气放在首要地位。而中医食疗以扶正祛邪为本，对于肿瘤患者的康复和延长生命有着不可低估的意义。

肿瘤的中医食疗原则和方法主要有如下几种。

第一，扶正固本，重视胃气。"内虚"是肿瘤发生、发展过程中的主要矛盾。因虚而致肿瘤，因肿瘤而致虚，虚中夹实，以虚为本，食疗的目的是保证肿瘤患者有足够的营养补充，提高机体的抗病能力，促进患者的康复，应以扶正补虚为总原则。《黄帝内经》谓："正气存内，邪不可干"。正气充沛，脏腑功能健旺，能抵抗外邪侵袭，防止疾病发生；若正气虚弱，不能抵御邪气，就会发病。肿瘤发生后，耗伤气血，更伤正气，再加上手术、放疗、化疗以及中药攻邪之品，均是导致机体正虚的重要原因。

肿瘤在体内能否得到控制，是否恶化、转移，都取决于邪正力量的对比。因此，扶正固本，扶助正气，是肿瘤食疗的基本原则。同时，传统医学特别强调保护胃气。甚至认为"有胃气则生，无胃气则死""胃气一败，百药难施"。胃气健旺利于机体正常进食，摄取营养，又是扶正固本、耐药攻伐的重要保证。如患者手术后，脾胃虚弱而食少、腹胀、便溏，则应以健脾和胃的食物加以调补，如山药、茯苓、莲子、鸡内金、麦芽等。对肿瘤患者的食疗药膳在配置时应做到营养化、多样化、均衡化。失之偏颇，则有害无益。在手术、放疗、化疗等治疗同时，应辅以扶正补虚的谷、畜、果、菜饮食进行调理。在脾胃功能尚好的情况下，应有选择地多食香菇、黑木耳、核桃、芋头等。

第二，辨证施膳，调摄阴阳。肿瘤患者病程多长，病情轻重不一，而且患者体质不一，同时由于治疗手段的不同，对机体的影响也不尽相同，如手术主要耗伤气血，化疗则损害阳气，放疗多伤及气阴，故在进行食疗时要针对病情，辨证施膳，给予个体化的方案。中医理论认为，机体发生疾病，究其原因，皆由于阴阳失调之故。所以阴阳失调也是肿瘤发生、发展变化的基本病机。

因此，辨证施膳，调理阴阳是保健食疗的又一基本原则。例如阳虚者宜进食桂圆、羊肉、狗肉等温性食品；而阴不足阳有余者则忌食大热峻补之品。也可以根据病情发展辨证施膳。如辨证为毒热壅盛、邪火内炽之证，就不能投以温热性质的食物补品，如桂圆、荔枝、鹿肉、人参、羊肉、狗肉、大虾等，而应给予有清热解毒作用的食品，如鱼腥草、马齿苋、荠菜、鸭肉、芦根、芦笋等。如放疗期间或放疗后，由于热毒伤阴，症见口干咽燥、舌苔光剥、脉细数，应多食甘寒养阴生津之品，如茅根汁、荸荠汁、梨汁等，而忌香燥、烤炙、辛辣、烟酒等刺激物。

第三，辨癌择食，随其所主。不同肿瘤的病理过程不同，对机体的影响也不尽相同，因此食疗需根据肿瘤发生的部位不同选择药膳。如胃癌当以营养丰富和避免出血的药膳为佳，选用细碎的软食，有益于消化吸收；肠癌患者在饮食调配上应注意每日保持大便通畅，以利于驱邪外出；肝癌患者应控制动物脂肪性食物的摄入，多食高蛋白、维生素丰富、易消化食物；肺癌患者则宜多选用具有益气润肺、化痰止咳类功效的药膳。同时，许多食品和食疗药品针对某一种或某一类肿瘤有较好的抗癌效果，如猴头菇、薏苡仁等对消化道肿瘤有较好的作用，海藻、海菜等含碘丰富的食品对甲状腺、乳腺等肿瘤有效，荸荠、百部等对肺癌疗效确切，鳖、乌龟等则对肝癌有一定作用。因此根据肿瘤性质的不同灵活选用，可以提高食疗的效果。

总之，肿瘤患者的食疗原则应根据肿瘤患者"邪实正虚"的临床特点来制定，并兼顾各个脏器肿瘤的特点"辨证施食"，才能达到预期的治疗目的。常见的具有抗癌作用的食物见表32。

表32　抗癌食物一览

种类	功效
十字花科植物	包括白菜类、甘蓝类、芥菜类、萝卜类。研究表明，十字花科蔬菜能降低癌症、心血管病的患病风险
西红柿	富含抗氧化剂和番茄红素，能有效清除自由基，起到抗癌、抑癌的作用。经常食用西红柿，能够降低患前列腺癌的发病率
菠菜	被公认为绿叶蔬菜中的黄金菜。它富含叶黄素、维生素E、抗氧化剂，经常食用能预防肝脏、卵巢、结肠、前列腺癌
大蒜	素有"地里长出的青霉素"之称，它富含大蒜素和硒等微量元素，经常食用，对于预防癌症恶化，以及提高身体免疫力都非常有帮助
草莓	含有的花青素是一种很强的抗氧化剂。实验室研究表明，它能够抑制肺癌、结肠癌、白血病等癌细胞的生长
南瓜和胡萝卜	富含的胡萝卜素能够起到抗氧化剂的作用，通过清除体内自由基，预防肺癌

种类	功效
橄榄油	是一种优质食用油，富含植物化学抗氧化剂和维生素E，具有预防乳腺癌和结肠癌的作用
菠萝	富含蛋白酶，可以缓解咽痛和咳嗽，治疗关节炎和痛风，加速蛋白质消化。而最新的一项研究也表明，食用菠萝对于癌症的预防和治疗也非常有效
辣椒	被称为肥胖终结者。而在抗癌方面，研究显示，它能够有效阻止或减缓癌细胞的生长
香菇	能起到降低胆固醇、降血压的作用，更能抑制和减缓癌细胞的生长，减少癌症治疗的副作用

❀ 本节小结

肿瘤正虚又邪实，食疗首当固胃气。辨证施膳调阴阳，因病不同食不同。

❀ 食医小试

1. 肿瘤的中医食疗原则是什么？
2. 怎样理解"辨证施膳，调摄阴阳"？

❀ 参考文献

[1]于弘. 肿瘤食疗探讨. 哈尔滨：黑龙江中医药大学，2017.

[2]何斌，郭中宁，杨宇飞. 中医食疗对肿瘤患者生存质量影响的临床研究[J]. 安徽中医学院学报，2013，32（03）：28-31.

[3]逄妍，齐虹. 食疗在肿瘤中医护理中的应用[J]. 实用中医内科杂志，2011，25（07）：107-108.

[4]王洪儒，李培训. 中医食疗辅助治疗肿瘤[J]. 长春中医药大学学报，2012，28（02）：248-249.

[5]罗洁. 中医食疗在肿瘤病中的临床应用研究[J]. 中国医药指南，2013，11（34）：215-216.

第四十一讲　产后缺乳的辨证食疗

本节要点

◈ 缺乳证中医理论概述

◈ 缺乳常见辨证食疗及食物推荐

◈ 产后哺乳期饮食原则

　　母乳，最适合婴儿的营养需要与消化，是婴儿最理想的食物。健康产妇从产后第2天起开始有少量乳汁分泌，逐渐增多，可达800毫升/天。产妇在哺乳期乳汁甚少或全无，称为"缺乳"，又称"产后乳汁不行"，多发生在产后第3～15天。中医学认为，乳汁由血所化，赖气以运行。乳母气血充盈调和则乳汁通盛流畅。气血亏虚，乳源不充则乳汁不足；气血郁滞，乳络不通，乳汁受阻不得外出而缺乳。由此可见，乳汁的多少、行与不行，与气血密切相关。气血的化生源于水谷精微，水谷来源于饮食。饮食对乳汁的质与量以及母婴健康均有直接影响。中医食疗学认为，饮食不当或营养不足是导致缺乳的主要原因，治疗从调养饮食着手，可以获得通乳催乳之良效。

　　中医历来重视母乳喂养婴幼儿，故对缺乳的研究由来已久，早在隋代《诸病源候论》即列有"产后乳无汁候"，认为其病因系"既产则水血俱下，津液暴竭，经血不足"使然。唐代《备急千金要方》列出治妇人乳无汁共21首下乳方，其中有应用猪蹄、鲫鱼等制作的食疗方。

　　综合历代医家对产后缺乳的认识，中医学认为产后缺乳的病因病机主要有三个方面。

　　一是气血虚弱。这种比较多见，乳汁为血所化，若平时身体瘦弱、气血亏虚，或脾胃虚弱、气血生化不足的产妇，再加上分娩失血耗气，导致气血亏虚，因而会乳汁缺少或无乳可下。正如《景岳全书·妇人规》云："妇人乳汁，乃冲任气血所化，故下则为经，上则为乳。若产后乳迟乳少者，由气血不足，而犹或无乳者，其为冲任之虚弱无疑也。"

　　二是肝郁气滞。产妇平时有抑郁的问题，或产后情绪不好，肝失调达，导致气机不畅，也可以乳脉不通，乳汁运行不畅，正如《儒门事亲》所说："啼哭悲怒郁结，气溢闭塞，以致乳脉不行。"

　　三是痰浊阻滞。比如产妇肥胖，属于痰湿内盛的体质或产后过食油腻、膏粱厚味，导致脾失健运，聚湿成痰，痰气阻滞乳脉乳络导致缺乳。《景岳全书·妇人规》中也记载："肥胖妇人痰气壅盛，乳滞不来。"

　　此外，《儒门事亲》还指出，"妇人有本生无乳者不治"。提出先天发育不良致缺乳的预后。尚有精神紧张、劳逸失常或哺乳方法不当等，均可影响乳汁分泌，经纠正后能促乳汁分泌。

《傅青主女科》指出"全在气而不在血"，强调理气之重要。临证中以调理气血，通络下乳为主。中医治疗缺乳的原则主要以补养气血以充乳源，温通经络以促乳行为基础，本病应根据乳汁清稀或稠、乳房有无胀痛，结合舌脉及其他症状以辨虚实。如乳汁很少而清稀，乳房柔软，多为气血虚弱；若乳汁稠，胸胁胀满，乳房胀硬疼痛，多为肝郁气滞。同时还要指导产妇正确哺乳，保证产妇充分休息，有足够的营养和水分摄入。

下面我们来看看表33，了解两种常见产后缺乳的辨证食疗分型。

表33　常见产后缺乳的辨证食疗

证型	临床表现	食疗原则	食疗食物	食疗食谱	注意事项
气血虚弱证	产后乳少，甚或全无，乳汁清稀，乳房柔软，不胀不痛，面色少华，神疲食少，唇舌色淡，脉象虚细	补气养血，佐以通乳	鸡肉、猪蹄、落花生、黑芝麻、甘薯、大枣、甲鱼、鲫鱼、胡桃仁、桔梗、葱白、白芷等	（1）花生炖猪蹄（2）鲫鱼汤	（1）宜用炖、煮、煨等烹法，以利消化吸收，并可促进乳汁分泌（2）宜温补饮食，以补益气血
肝郁气滞证	产后乳汁过少，乳房胀痛，情志抑郁，舌苔薄黄，脉象弦细	疏肝解郁，通络下乳	陈皮、丝瓜、桔梗、玫瑰花、豌豆、木香、鲤鱼、鲫鱼、小茴香等	（1）豌豆粥（2）丝瓜炒鸡蛋	保持情绪乐观，心情舒畅。适当锻炼，维护气血调和

在产后缺乳的食疗上，要注意五个原则。

（1）宜补益饮食，加强营养，以补气养血。

（2）宜食易消化食物，以顾护脾胃。不宜服寒凉或辛热刺激性食物及坚硬、煎炸、肥甘厚腻之品。

（3）宜作汤食，以促进乳汁分泌。

（4）不宜食生冷水果及寒性食物，以免损伤脾胃及涩滞经脉。

（5）不宜食辛辣刺激性食物，以免耗损气血。

从营养学来讲，应摄入充足的热能和各种营养、水分，以满足乳母自身和哺乳的需要。可多食新鲜蔬菜、水果；多饮汤水（如骨头汤、鱼汤、鸡汤等），以促进乳汁的分泌。要特别注意改变不良的饮食习惯。我们特别强调整个哺乳期乳母的膳食都要保持充足的营养，但我们可以看到按照中国人的习俗，"坐月子"期间，大量进肥甘之品，加之卧床休息活动少，脾胃虚弱、易影响食欲，不利于消化。坐完"月子"，不能突然将饮食降低到平时水平，影响"坐月子"后乳汁分泌的数量和质量，也会产生缺乳、少乳的问题。

最后还要注意，乳汁不畅引起乳房肿胀而致乳汁不足者，宜先通乳、后予以催乳。孕期做好乳头护理，产检时若发现乳头凹陷者，要嘱孕妇经常把乳头向外拉，并要常用肥皂擦洗乳头，防止乳头皲裂而造成哺乳困难。提倡早期哺乳、定时哺乳，促进乳汁的分泌。现在临床提倡母乳喂养，母婴同室，早接触，早吸吮，于产后30分钟内开始哺乳，尽早建立泌乳反射。哺乳原则是"按需哺乳"。

总之，随着营养生活水平的提高，大多数产后缺乳、少乳问题适当通过饮食、手法及情绪调整基本都可以解决，这大多属于民间所说的开奶、催乳的问题。但如果是临床上讲的缺乳证，就需要辨证食疗了，这个时候就不是单纯吃点猪蹄、鲤鱼能解决的，中医也有很多治疗产后缺乳的中药，比如王不留行、穿山甲、通草等，这就需要专业的医师辨证处方了，切勿盲信偏方，曲解中医，耽误了病情。催乳常用食物见表34。

表34　催乳常用食物中医功效一览

名称	性味	功效
猪蹄	甘、咸、平	补血催乳
鲫鱼	甘、平	补脾开胃，利水通乳
赤小豆	甘、酸、平	健脾利水，通乳，消肿解毒
紫河车	甘、咸、温	补气养血、益精催乳
酒醪（甜米酒）	甘、辛、温	补心脾，行气血，通乳
鲤鱼	甘、平	补脾开胃，利水通乳
墨鱼	咸、平	养血滋阴，通经催乳
鲢鱼	甘、温	补脾温胃，散寒生乳
鲶鱼	甘、温	滋阴利尿，催乳开胃
河虾	甘、微温	补肾壮阳，下乳
花生	甘、平	润肺止咳，健脾催乳
黄花菜	甘、平	养血平肝，利尿催乳，消肿止血
莴苣、莴苣子	苦、甘、凉	清热利尿，通乳
无花果	甘、平	健胃发乳，解毒消肿，清肠
芝麻	甘、平	补肝肾、养血通乳、润肠通便
葱白	辛、温	通阳解毒，通乳
豆腐	甘、凉	益气健脾，生津润燥，催乳利湿，清肺

✿ 本节小结

产后缺乳气血虚，辨证食治分清楚。临证犹需饮食补，母乳喂养好充足。

食医小试

产后缺乳的中医食疗原则是什么？

参考文献

[1]胡松，李萍. 产后缺乳，食疗可补[J]. 农村百事通，2001（14）：44.

[2]孙锐. 引起产后缺乳的相关因素与中医食疗药膳[A]. 中华护理学会. 全国中医、中西医护理学术交流暨专题讲座会议论文汇编[C]. 中华护理学会，2008：4.

[3]曹雪梅，张洛琴. 催乳汤加食疗法治疗产后缺乳132例[J]. 中医临床研究，2011，3（15）：105-106.

[4]恒芳. 产后缺乳食疗方4则[J]. 农村新技术，2006（11）：41.

第四十二讲　如何给小儿进行中医食疗

本节要点

◈ 小儿食疗的理论基础和特点
◈ 小儿食疗的原则与方法
◈ 小儿饮食的其他注意事项

小儿即儿童，中医学非常重视儿童的防病保健工作，历代医家对此积累了丰富的宝贵经验，在科学技术日益发展的今天，这些经验仍值得学习和借鉴。

小儿食疗法是以饮食为主，或加入一些无渣或少渣，味淡或性平的中药，根据小儿的口味爱好，做成色香味美的食物或药膳，通过适量服食，达到保健强身、防病治病目的的治疗方法。具有融药物和食品于一体，集预防和治疗于一身，食用方便，效果显著的特点，在儿科临床较为实用，疗效确切可靠。由于小儿正处于生长发育阶段，生理和病理上都具有独特之处，所以小儿食疗法，应根据小儿自身体质的特点加以实施。

中医学认为小儿的体质与成人体质不同，在生理特点上主要体现在两个方面。一是小儿脏腑娇嫩，形气未充，生机旺盛，新陈代谢迅速，对营养物质的需求比成年人迫切。由于小儿脾常不足，水谷精微转输运化受到一定程度限制，如果喂养不当、饥饱无度、过于偏嗜或食不洁之物等，就容易损伤脾胃，出现食欲不振、食积停滞、呕吐泄泻等，甚则产生营养不良、发育障碍等症。为此，重视保护脾胃是小儿食疗的一大重要特点。在食疗过程中，应尽量选择性味平和、健脾和胃、消食化积的食物或药物，如粟、麦、米、面、瓜果、肉、蛋、淮山药、鸡内金、莲子、山楂等，剂型宜偏重于容易消化吸收的液体、粥饮、浆露或糕饼等。无论何种病症，都应注意食疗补益不呆滞、祛邪消导不伤正，以保护脾胃为原则。二是小儿为稚阴稚阳之体，对疾病的抵抗力及耐受力较差，且病变发展迅速，易虚易实，易寒易热，药食稍不得当，病症就会出现偏差。因此，辨体择食是儿科病的食疗关键，也是小儿食疗法的主要特点。食疗的选配应根据小儿疾病寒热虚实情况，结合食物的性味功效以及小儿病证特点加以确定。如寒证宜温性食物，热证宜凉性食物；虚证宜进食补养食物，而阳虚者宜温补，阴虚者宜清补；实证宜进食消导之品。由于小儿为纯阳之体，生机蓬勃，又因"稚阳体，邪易干"，临床多见表证、热证、实证，故食物应偏于辛散、清凉、滋润、消导之品，慎用温补、伤阴、攻伐之物。小儿肺、脾、肾脏常虚，阴常不足，阳常有余，选食补益宜偏重补肺、健脾、填精益肾、益气养阴之类。针对小儿病症特点择食，才能使食疗达到立竿见影的效果。

小儿食疗的原则和方法主要有下面几个方面。

一是五味协调，注意食性。中医学认为食物本身具有寒热温凉的偏性和辛甘酸苦咸的偏味或功效特点。食性寒凉，多能清热泻火、凉血解毒的食物如蕹菜、芹菜、黄瓜、苦瓜、荸荠、西瓜、豆腐、田鸡之类；食性温热，多能温里散寒、助阳补火、通脉的食物如辣椒、韭菜、荔枝、红枣、龙眼、羊肉、牛肉、鸡肉等；食性平和，但仍偏微温或微凉的食物如大米、黄豆、花生、猪肉等，虚不受补者较为合适。有针对性地利用这些性味或特点，可以纠正人体阴阳失衡的病理状态，达到治愈疾病的目的。小儿脏腑娇嫩，对食物的性味较为敏感，故食疗时更为讲究食物性味，须根据病症选择性味相宜的食物。为使小儿脏腑气血不受伤害，选食更宜性质平和、滋味甘淡之类，以平和协调体内阴阳，有助小儿生发之体的恢复。大辛大热、大苦大寒之品均应中病即止，不可长时间或大量服食。

二是因时制宜，切合四时。小儿的气血也随四时阴阳消长而变化，因此，小儿食疗也应顺应天时选择食物来提高疗效。春令之气升发舒展，饮食须助阳气升发，适当多吃偏辛温之品，如葱、蒜、生姜、芫荽等，注意抑肝扶脾，少食酸味，增食甘味，食物清淡可口，多吃黄绿色蔬菜，如胡萝卜、菜花等，适当控制食量。夏令气温升高，阳气上升，气血趋向体表，脾胃气血相对不足，小儿消化吸收功能更为偏弱，饮食应以清淡爽口为原则，少食油腻、煎炸之物，注意饮食卫生，不吃腐败变质食物，防止"病从口入"；偏于解暑止渴护阳，可多食西瓜、苦瓜、绿豆汤、酸梅汤、薏苡仁粥等，但应避免过度贪凉饮冷，以免伤脾胃阳气。秋令干燥，饮食重在养阴润燥，应多吃雪梨、甘蔗、荸荠、萝卜、藕等，少用辛辣助热之品，多吃酸味水果、蔬菜及调味品。冬季寒冷，饮食应以温里散寒为主，适当增加抗寒性温的食物，如生姜、花椒、辣椒、羊肉、母鸡等，更以养阴护阳为本。

三是烹调得法，确保美味。小儿消化功能较弱，为便于食物的消化吸收，达到治病目的，小儿食疗法应特别讲究烹调方法，一般应采取蒸、炖、煮或煲汤等烹调方法，以减少食物中营养素的损失，保持食物食性完美。慢火熟炖，炖得烂熟，以利消化吸收。烹调过程中，注意调味或适当矫味，使小儿易于接收。不应采用炸、烤、爆等烹调方法，以免有效成分遭到破坏，或其性质发生变化，而失去治疗作用。

四是摄食得法，注意规律。应严格掌握摄食方法，摄食方法得当，既有利于消化吸收，又不致损伤脾胃。小儿摄食必须有规律，以少量多餐为原则，根据小儿脾胃功能情况，每日进食4～5次，不可一次性进食太多，更不能勉强小儿进食，以免伤食；饮食宜寒热适中，不可太烫或太凉；进食时保持心情愉快，专心少言，细嚼慢咽，以助消化吸收。小儿食疗更须坚持长期食用，不能急于取效，操之过急，以免损伤脾胃。

小儿食疗的注意事项有哪些呢?

小儿生长发育迅速，机体营养的需求量大，又脾常不足，饮食稍有不当，就容易损伤脾胃功能，而影响营养的摄入，故食疗时应严格掌握小儿饮食特点，注意其饮食宜忌。小儿饮食宜清淡、易消化，无渣或少渣，供给充足营养，包括鱼、肉、鸡、蛋类等高蛋白质饮食、高维生素类和高钙质食物，多食蔬菜水果，以保证营养供给，并可助胃肠蠕动，以利消化。选食健脾胃、补阴血、填精髓之品为主，谨防滋腻碍气，忌食过于肥甘油腻或煎炸、助湿生热、难消易滞之品。小儿食疗的品种应讲究多样化，注意荤素搭配，保证营养均衡全面。根据小儿的心理爱好和生活习惯，选择小儿喜爱的多样花色、多种口味的食疗制剂，如粥、饮、膏、糊、汁、浆、奶、露、果糖、糕点等多种剂型，交替使用。同时，加工精细，色泽鲜美，香甜可口，味道相宜，以满足小儿的新鲜感，刺激其食欲，赢得小儿的喜爱。

总之，掌握这些特点来运用小儿食疗法，既能满足小儿生长发育的营养需求，又能准确地祛除病邪，调整小儿机体的阴阳和脏腑气血，同时更符合小儿胃口，深得小儿喜爱，使治疗能在不知不觉中进行，从而达到保健治疗并进的双重目的。

❈ 本节小结

小儿食疗顾脾胃，饮食多样荤素汇。辨体施食增食欲，消食化积宜为贵。

❈ 参考文献

[1]赵嫦玲. 小儿反复呼吸道感染的辨证食疗[J]. 山西中医，2009，25（03）：54.

[2]王宏霞. 中药配合食疗治疗小儿遗尿30例[J]. 河南中医，2011，31（04）：390.

[3]赵永汉. 小儿多动症的常用药膳食疗[J]. 中药材，1996（03）：154-155.

[4]夏乐敏. 小儿食欲不振宜食疗[J]. 人才资源开发，2015（07）：31.

[5]陈继培. 小儿厌食症的食疗方[J]. 山东食品科技，2003（08）：25.

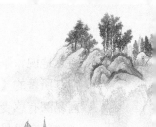

第六章

食制

══ **第四十三讲　最经典的饮类食疗制剂——茶饮** ══

本节要点

◈ 如何按季节选择茶饮

◈ 如何根据人选择茶饮

◈ 食疗茶饮制作要点及注意事项

　　在距今四五千年前的神农时代，茶已开始进入华夏先民的日常生活中，"茶之为饮，发乎神农氏，闻于鲁周公。"这是我国唐代茶圣陆羽在其所著的世界上第一部茶学专著《茶经》中，发表的关于茶饮起源的权威观点。世界上现存最早的药学专著《神农本草经》首次讲述了茶饮起源的传说："神农尝百草，一日而遇七十二毒，得茶而解。"相传神农氏为寻找药物给老百姓治病，在他亲自试尝多种天然植物的实验中，曾经服用过有毒性的中药，出现了中毒症状，而都被茶叶奇迹般地缓解了。这个故事讲述的不仅仅是茶的起源，它也是中医药传奇式起源的最早记录。茶和天然药物在人类生活中的应用，是中华民族在探索大自然的奥秘中获得的伟大且具创造性的科学发现。

　　《神农本草经》认为："茶味苦，饮之使人益思，少卧、轻身、明目。"东汉时期医圣张仲景用茶治便脓血取得了很好的效果。三国魏时张揖在《广雅》中最早记载了药用茶方和烹茶方法。中医食疗将单纯的茶与其他药用原料结合应用，这无疑扩大了茶饮的使用范围，也增强了茶饮的医疗保健功能，因此唐朝又被称为是药茶的萌芽时期。唐代著名医药学家王焘在《外台秘要》中详述了药茶的制作、饮用和适应证，开创了药茶制作的先河。唐朝对纯茶叶饮料保健作用的研究更加深入，医家陈藏器精辟地总结为："诸药为各病之药，茶为万病之药。"茶能"破热气、除瘴气、利大小肠。"药王孙思邈在《备急千金要方》中肯定地说，茶"令人有力、悦志"。孙氏的弟子孟诜是我国第一位食疗专家，他在其所著的《食疗本草》中介绍了茶能治"腰痛难转""热毒下痢"。大诗人白居易深有感受地称，"驱愁知酒力，破睡见茶功"。大书法家颜真卿则赞扬茶饮"流华净肌骨"。

捏几粒枸杞子、两枚大枣、一小撮金银花、几片西洋参……生活中你是否也有用这些食材、药材泡水喝的习惯呢？食疗茶饮作为一种常见的食疗剂型，一般适合健康人在一年四季饮用，但应注意不同的年龄、体质特点辨证饮用，以免与正在服用的其他药物产生不良反应。那么如何选择食疗茶饮呢？

一、按季节选择茶饮

夏天阳气旺盛，气候炎热，是自然界万物生长最为茂盛的季节。人体新陈代谢亢盛，被暑热所蒸，汗失过多，易于耗伤气阴。因此宜饮用益气生津的生脉茶、白术茶、茯苓茶、黄芪茶、芦根茶、玉竹茶等类茶饮。"夏气通心"，还可饮用绿茶、竹叶茶、荷叶茶、生地茶、麦冬茶、栀子茶等清心生津类茶饮。夏季中的长夏，湿气较重，与暑热交蒸，脾胃易伤，此时可选择绿茶、茯苓茶、薏苡仁茶、藿香茶、佩兰茶等清暑化湿类茶饮。

冬天阳气闭藏，阴气聚盛，自然界万物凋谢，寒风凛冽，人体新陈代谢缓慢，精气内藏。"冬气通肾"，在这个季节中就应注意选择饮用红茶、枸杞茶、熟地茶、山茱萸茶、菟丝子茶、冬虫夏草茶、肉桂茶等温热助阳、补肾填精类的茶饮。

二、按人选择茶饮

1.根据年龄选择茶饮。少年儿童处于生长发育时期，生机旺盛，脏腑娇嫩，一般可饮用一些消暑解渴、益智之品，但不宜滋补，如个别先天不足、发育迟缓的儿童，可在医生指导下饮用适量的滋补助生长类的茶饮。人至老年脏腑功能逐渐减弱，肾气亏损，气血干枯，形神皆衰，老年人可选择较有针对性的滋补类茶饮，但宜少量多次饮用，逐渐发挥其药力作用。

2.根据性别选择茶饮。男性具有肾精易损的特点，尤其在劳累、房事过度以及衰老后，常常出现肝肾不足的病症，可选择菟丝子茶、淫羊藿茶、杜仲茶、何首乌茶等具有滋补肝肾、强筋壮骨功能的茶饮。女性具有经带孕产的特点，在妇女月经期宜饮当归茶、益母草茶等具有养血调经功能的茶饮。

3.根据体质选择茶饮。气虚体质常出现气短乏力、神疲懒言、食少倦怠、面色苍白、头晕目眩、心悸、自汗、舌淡、脉虚细无力等气虚类症状，可选择饮用人参茶、黄芪茶、白术茶、山药茶等具有补气功能的茶饮，阳虚体质常有肢冷畏寒、面色苍白、倦怠无力、自汗、口淡不渴、小便清长、大便溏薄、舌质淡白、脉虚迟或沉弱等阳虚类症状，可选择饮用干姜茶、肉桂茶、附子茶等具有温热功能的茶饮，但应注意不宜过量。

三、食疗茶饮的制作方法

食疗茶饮的制作方式，以花、草、叶为主，质地泡松的中药代茶饮的冲泡方法为：先冲洗一下，加适量的沸水冲泡，盖上盖闷5分钟，频频温服，冲泡数次至药味淡。以根、根茎、果实、矿物类为主，质地坚实的中药代茶饮的冲泡方法为：将药材置砂锅内加适宜的水，浸泡10分钟，大火烧开后，改小火保持微沸5分钟，过滤，直接服用滤液或者将药材与药液一起置茶壶或保温杯内，频频温服。

有些食疗茶饮虽然价格很高，但用在不适合的人身上，反而会给身体带来伤害。应辨明体质选择最佳最适合的，而不应一味只追求价格高的补益类药物。食疗茶饮虽然是中医食疗重要的组成部分，可以起到有病治病，无病调理，食疗养生的作用，但一定要在选择上做到因时、因人制宜，在制作上、饮用上加以注意，才能达到食疗养生的目的。

常见茶叶品种见表35。

表35　常见茶叶品种一览

绿茶	炒青绿茶	眉茶、珠茶、细嫩炒青、大方、碧螺春、雨花茶、甘露、松针等
	烘青绿茶	普通烘青、细嫩烘青等
	晒青绿茶	川青、滇青、陕青等
	蒸青绿茶	煎茶、玉露等
红茶	小种红茶	正山小种、烟小种
	工夫红茶	川红（金甘露、红甘露等）、祁红、滇红、闽红（金骏眉等）等
	红碎茶	叶茶、碎茶、片茶、末茶
乌龙茶	闽北乌龙	武夷岩茶——大红袍、水仙、肉桂、半天腰、奇兰、八仙等，还有些建瓯、建阳等地产的茶，如矮脚乌龙等
	闽南乌龙	铁观音、奇兰、水仙、黄金桂等，这里的水仙和奇兰主要是产地的不同，实为同一种茶
	广东乌龙	凤凰单枞、凤凰水仙、岭头单枞等
	台湾乌龙	冻顶乌龙、东方美人、包种等
	阿里山高山茶	阿里山青心乌龙茶、阿里山极品金萱茶等
白茶	白芽茶	银针
	白叶茶	白牡丹、贡眉
黄茶	黄芽茶	蒙顶黄芽、君山银针
	黄小茶	北港毛尖、沩山毛尖、温州黄汤
	黄大茶	霍山黄大茶、广东大叶青

续表

黑茶	湖南黑茶	安化黑茶
	湖北老青茶	蒲圻老青茶
	四川边茶	南路边茶、西路边茶
	滇桂黑茶	六堡茶
	陕西黑茶	泾渭茯茶

✹ 本节小结

因时因人择茶饮，辨证论治方为本。冲煮饮用有常法，莫以贵贱论效用。

✹ 食医小试

1. 如何按人选择茶饮？
2. 食疗茶饮的制作方法有哪些？

✹ 参考文献

[1]金淑琴，周俊琴，袁坤. 冲泡中药代茶饮刍议[J]. 临床荟萃，2004（15）：854.

[2]王东泉. 中药代茶饮有学问[J]. 江苏卫生保健，2015（19）：45.

[3]袁叶. 代茶饮在老年病中的运用[J]. 中医药临床杂志，2015，27（08）：1109-1110.

═══ 第四十四讲　从饴糖谈中医药膳糖果制作 ═══

本节要点

◈ 古代糖的制备与发展
◈ 饴糖的食疗作用
◈ 熬煮药膳糖果时药物的处理方法

糖在古代也称"饧"，一般指的是甘蔗糖，而含有甜味的食品则一般称作"饴"。饧、饴在古代，主要指的是麦芽糖的制成品。相对而言，"饧"指稍硬一点的"饴"。饴糖是米、大麦、粟或玉蜀黍等粮食经发酵醣化制成的糖类食品，大约3000年前的《诗经》中就可以看到饴糖的记载，比如"周原膴膴，堇荼如饴"。《本草蒙筌》说饴糖能"和脾，润肺，止渴，消痰"。饴糖在东汉时期医圣张仲景的小建中汤中就有大剂量应用，其性味甘温，入脾、胃、肺经，具有补脾益气、缓急止痛、润肺止咳的功效。临床常配伍运用，用于脾胃阳虚或气虚所致的脘腹疼痛及肺虚痰多、咳嗽乏力、吐血、口渴、咽痛、便秘，主要用于体虚及小儿、产妇的滋养。

饴糖有软硬两种，软者为黄褐色浓稠液体，黏性很大，称胶饴；硬者系软糖经搅拌，混入空气后凝固而成，为多孔之黄白色糖饼，称白饴糖，后续随着中国制糖技术从唐朝由印度逐渐传入，饴糖的制备工艺也有所改进，直到后续逐渐被蔗糖取代。

而在中医食疗的剂型制作中，之所以谈饴糖，主要是想说说药膳糖果的问题。药膳糖果是以蔗糖、液体糖浆（饴糖、淀粉糖浆）等为主要原料，经过熬煮，加入药材或药材的浓缩液和部分食品添加剂，如香料、色素、果料等，经过调和、冷却、成型等工艺操作，构成具有不同形态、结构和香味的耐保存的甜味固体食品。随着制糖工艺的丰富，糖果的花色品种繁多，如熬煮糖果、焦香糖果、充气糖果、凝胶糖果、胶基糖果等。制作药膳糖果最常见的品种为熬煮糖果，而最出名的熬煮的药膳糖果当属大家都非常熟悉的梨膏糖了。

梨膏糖传说为魏征发明。魏征是个十分孝顺的人，他母亲多年患咳嗽气喘病，魏征四处求医，但无甚效果，使魏征心里十分不安。这事不知怎的让唐太宗李世民知道了，即派御医前往诊病。御医仔细地望、闻、问、切后，处方书川贝母、杏仁、陈皮、法半夏等中药。可这位老夫人的性情却有些古怪，她只喝了一小口药汁，就连声说药汁太苦，难以下咽，任你磨破嘴皮子地劝说，可她就是不肯再吃药，魏征也拿她没办法，只好百般劝慰。第二天老夫人把魏征叫到面前，告诉魏征，她想吃梨。魏征立即派人去买回梨，并把梨削去皮后切成小块，装在果盘中送给老夫人。可老夫人却因年老，牙齿多已脱落，不便咀嚼，只吃了一小片梨后又不吃了。这可使魏征犯了难。他想，那就把梨片煎水加糖后让老夫人喝煎梨汁吧。这下可行了，老夫人喝了半碗梨汁汤还舔着嘴唇说：好喝！好喝！魏征见老夫人对煎梨汁汤颇喜欢，但光喝梨汁汤怎能治好病呢？因此他在为老夫人煎煮梨汁汤时就顺手将按御医处方煎的一碗药汁倒进了梨子汤中一起煮汁，为了避免老夫人说苦不肯喝，又特地多加了一些糖，一直熬到三更。魏征也有些疲惫了，他闭目养了下神。等他睁开眼揭开药罐盖，谁知药汁已因熬得时间过长而成了糖块，魏征因怕糖块口味不好，就先尝了一点，感到又香又甜，他随即将糖块送到老夫人处，请老夫人品尝，这糖块酥酥的，一入口即自化，又香又甜，又有清凉香味，老夫人很喜欢吃。魏征见老夫人喜欢吃也乐了，于是他就每天给老夫人用中药汁和梨汁加糖熬成糖块。谁知老夫人这样吃了近半个月，胃口大开，不仅食量增加了，而且咳嗽、气喘的病也好了。魏征用药和梨煮汁治好了老夫人的病，这消息很快传开了，医生也用这一妙方来为病人治病疗疾，收到了很好的效果。人们就称它梨膏糖。

旧社会卖梨膏糖叫作"三分卖糖，七分卖唱"，为了让人们知道梨膏糖所用草药的功效，卖梨膏糖的人还编了一首歌："一包冰屑吊梨膏，二用药味重香料，三（山）楂麦芽能消食，四君子打小囡瘩，五和肉桂都用到，六用人参三七草，七星炉内生炭火，八卦炉中吊梨膏，九制玫瑰均成品，十全大补共煎熬。"如今，梨膏糖不再依靠手工制作，梨膏糖的品种也五花八门应有尽有，有火腿梨膏糖、百果梨膏糖、玫瑰梨膏糖、桂花梨膏糖、金橘梨膏糖等二三十种，特别是止咳梨膏糖颇受欢迎。

一般熬煮药膳糖果的制作方法为：在锅内放适量水，加入砂糖和（或）其他甜味原料如饴糖、麦芽糖等，搅拌使之完全溶于水中，形成糖溶液。将糖溶液置于大火上熬制，不断搅拌，直到用铲子挑起糖汁即成丝状而不粘手时，端锅离火。经熬煮的糖膏出锅后，在糖膏失去流动性前，加入药料、色素、香料等配料，充分搅拌，使这些物料在糖膏中均匀分散。将糖液倒在冷却盘上，稍凉后，将糖制成所需形状，即成。

制作药膳熬煮糖果，添加具有药物功效的物料，其方法主要有以下几种：

（1）将药物洗净，去除杂质，加水煎煮。将煎取的药汁代替清水，溶解白糖，进行糖膏的熬煮。适宜久煎的药物可采用这种制法。如止咳梨膏糖、人参糖等。

（2）将药物洗净，去除杂质，与其他辅料混合后加水熬煮，将药汁浓缩，备用。当熬煮好的糖膏出锅后，在糖膏失去流动性前，兑入浓缩药汁，不断搅拌，使其在糖膏中均匀分散。一般性药物或不宜久煎的药物适用于这种制法。如苦丁茶润喉糖、乌梅苏叶糖等。

（3）某些以原物料形态呈现在糖果中的药食两用的物料，如花生、芝麻、核桃、陈皮、乌梅、生姜等，在彻底清洁之后，可根据实际情况粉碎成所需的大小，花生、芝麻、核桃一类干果应经油炸或炒熟。在糖膏出锅后，投入糖膏中，充分拌匀混合。如芝麻糖、花生糖、陈皮梅硬糖等。

药膳糖果口感佳，尤适合小儿服用，应用前景广泛，值得深入发掘，当然从营养角度考虑到精制糖的摄入问题，如肥胖、糖尿病人、龋齿等患者则不宜多服、久服，需要注意。

🏵 食疗小贴士

饴糖的食疗作用

《千金·食治》曰饴糖能"补虚冷，益气力，止肠鸣，咽痛，除唾血，却咳嗽。"《日华子本草》也说其"益气力，消痰止嗽。并润五脏。"

临床上饴糖主要用来补脾和胃，调理中焦。"医圣"张仲景所著中医临床学的典籍《金匮要略》中所用饴糖之旨，均以甘温补脾、建中为目的。《金匮要略》篇用饴糖二方：黄芪建中汤用之治"虚劳里急诸不足"，以温中补虚，和里缓急。现常用于胃及十二指肠溃疡、慢性肝炎、神经衰弱而有上述症状者。大建中汤用之治"心胸中大寒痛。呕不能饮食，腹中寒。上冲皮起，出见有头足，上下痛而不可触近者"，以温中补虚，降逆止痛。现常用于胆道蛔虫症、急性机械性肠梗阻等急腹症。《伤寒论》篇用饴糖一方：小建中汤用之治"伤寒二三日，心中悸而烦者"，以温中补虚，缓急止痛。现常用于消化性溃疡、肠痉挛等。饴糖润肺止咳的功效临床应用也很多，《补缺肘后方》用饴糖配干姜、豆豉治卒得咳嗽；《本草汇言》用饴糖、白萝卜汁蒸化治疗大小儿顿咳不止等。此外，饴糖用砂仁汤化服治胎坠不安；润燥治疗习惯性便秘等。

❀ 本节小结

谁解口中良药苦，饴糖一味建中土。滋味相克宜相助，苦尽甘来功效补。

❀ 食医小试

1. 小建中汤中的饴糖能否用红糖代替？
2. 从健康角度来讲，精制糖摄入过多有什么问题？

❀ 参考文献

[1]佳美. 上海梨膏糖的由来及功效. 农业知识[J]. 2016，2：34-36.
[2]古代小孩吃哪些糖果? 中华活页文选：小学版[J]. 2015，8：51-52.

—— 第四十五讲　药膳饭制作与米的食疗作用 ——

本节要点

◈ 药膳饭的定义
◈ 药膳饭的制作方法
◈ 米的功效和药膳饭制作的价值

　　米饭我们并不陌生，号称是全球50%人口的主食，药膳饭是在蒸煮米饭时添加适量补益类或性味平和类中药或中药成分所制成的特殊米饭。根据所制药膳饭的需要，可分别选用粳米、糙米、糯米、黑米等作为米饭的主料，再配制适量的中药或中药成分以及亦药亦食的原料进行制作。其制法有煮、蒸两种。

一、药膳饭煮制方法

根据吃饭的人数，取适量的米置于容器内，先行择选，择去沙砾、稻壳及稗子，然后用冷水淘洗干净，淘米次数以换水2～3次为宜，切勿久淘，也无需用力搓洗，以免损失米表层的营养成分。米淘净后，控去水，倒入电饭煲的内胆中，加入经预先处理过的中药或亦药亦食的原料，拌匀，再倒入开水（也可以用煎煮中药的汤水或炖鸡、煨肉的汤水），盖上盖，煮制成饭。煮饭时，加水要适量，水多则饭烂；水少则饭硬，或夹生。一般情况下，粳米与水的比例约为1：1.2；糙米与水的比例约为1：1.3；糯米或黑米与水的比例约为1：1。若米饭中所添加的其他原料，如新鲜蔬菜或莲子、红枣等，在煮制时出水或吸水，则米与水的比例要在上述范围内作适当微调，使得煮好的米饭具有饭粒饱满、质地软糯的口感。刚煮好的米饭，虽然可以即刻食用，但焖制数分钟后再食用，口感更佳。药膳如韭菜虾仁饭、野鸭油菜饭、猪肚饭、南瓜饭、豇豆饭、莲子饭、红糖粟米饭、香菇薏米饭等。

二、药膳饭蒸制方法

蒸饭在米的取用数量、择选、淘洗上与煮饭相同，所不同的是：煮饭是将米直接放入锅中，加开水进行煮制，其传热介质是沸水，而蒸饭是将米放入一个容器内，加开水后，再将其放在蒸锅或蒸笼内进行蒸制，其传热介质是沸水形成的蒸汽。蒸饭时，因蒸汽充足，故米与水的比例较之煮饭要略少一些，否则米饭会软烂一点。

具体做法是：将米放入一个容器内，加入经预先处理过的中药或亦药亦食的原料，拌匀，再倒入开水（也可以用煎煮中药的汤水或炖鸡、煨肉的汤水），再将其置于蒸锅或蒸笼内，盖上盖，用旺火、沸水、热锅（笼）蒸约30分钟至饭熟、软糯即可。药膳如姜汁牛肉饭、八宝糯米饭、冰糖糯米饭、羊肉饭、党参红枣饭等。

在家庭中，若有年长者或幼儿要吃软烂一些的米饭，而年轻者要吃稍硬一些的米饭，在蒸饭前，可将容器内的米粒有意地堆出一个适度的斜坡，使坡下的米浸水多，坡上的米浸水少，如此蒸制好的米饭就会一边软，一边硬，各得所需。至于某些地方的人习惯将米先煮至半熟，然后再将其捞出，放入蒸锅、蒸箱或蒸笼内蒸饭的方法，俗称"捞蒸饭"，因丢弃米汤，使米饭中原有的营养素和风味物质受到较大的损失，故不可取。

我们都知道除了稻米外，还有小米、西米、糙米、黑米、糯米等，这些也可以结合做成药膳饭。

大米中碳水化合物含量为75%左右，主要为淀粉。同时大米中富含抗性淀粉，具有与碳水化合物类似的作用，有利于血脂的调节，协助减肥。在中医里，大米性甘、味平，入肺经、胃经、脾经，具有补中益气、健脾养胃、止渴、止泻等作用，被誉为是"五谷之首"。

糙米其实与大米本质上是一种食物，只不过糙米经过去皮的次数少，保留更多的膳食纤维和维生素。糙米的营养特点是：富含膳食纤维，有助于控血糖、调节血脂、降低胆固醇和改善便秘；富含更多的B族维生素、矿物质，营养价值更高。糙米也有缺点：因为脱皮次数少，口感粗糙，而且不易消化，不适合消化功能弱的人群食用，同时要适当延长蒸煮时间。

黑米准确地说，也是糙米的一种。除了富含膳食纤维、B族维生素外，其中所含的锰、锌、铜等矿物质，比大米高出1~3倍。同时富含大米没有的叶绿素、胡萝卜素、花青素和维生素C等。自古被誉为"长寿米""药米"等。

糯米是多种黏性小吃的主要原料，不过糯米被看作是一种温和的滋补食物，具有补虚、健脾、暖胃和止汗作用。常用于改善脾胃虚寒、食欲不振、腹胀和腹泻。同时在中医里糯米具有收涩作用，也被用于调理尿频、盗汗。不过两类人要少吃糯米：一种是糖尿病病人，因为糯米中含糖量高；另一种是湿热体质人群，因为糯米黏腻、收涩，容易加重湿热体质出现的"黏"的现象，如怕热、气喘、食欲不振、皮肤油腻等。

小米与大米不同属类，小米归于狗尾草属。其营养特点是富含蛋白质、B族维生素、胡萝卜素，其中维生素B_1和无机盐含量远高于大米。民间，小米粥有"代参汤"的美称，还被誉为最养胃的粥，适合调理消化不良、神经炎、预防脚气病，防反胃、呕吐，滋阴养血以及美容养颜。不过喝粥养胃，不适合胃酸过多以及胃食管反流患者。

在蒸煮药膳饭的时候，可以将以上所述的两种或者两种以上米混合使用，既可以改变传统蒸米饭的口感、色泽，也可以起到一定营养保健的作用。

❀ 食疗小贴士

常见米类的食性及功效

常见米类	性味	功效	主治	宜忌
黏米	甘平温	畅胃气，助消化，生津液，长肌肉，增加食欲	—	消化不良、急性胃肠炎、高热患者、胃肠道手术后均不宜吃黏米饭
粳米（大米）	甘凉	健脾养胃、补中益气、强壮筋骨、长肌肉、清胃热、生津止渴	—	—
糯米	甘温	温暖脾胃，补益中气	对脾胃虚寒、食欲不佳、腹胀腹泻有一定缓解作用	煮熟性热，多吃发湿热，动痰火。热病者不宜吃

续表

常见米类	性味	功效	主治	宜忌
米粉	甘凉	养胃益气，生津润肠		胃寒及胃酸过多者忌吃
陈仓米	甘凉	有清湿热，利小便、除烦渴之功		虚寒体质者不宜吃

食医小试

1. 药膳饭制作上应该注意的要点有哪些？
2. 简述各种米类的食疗功效。

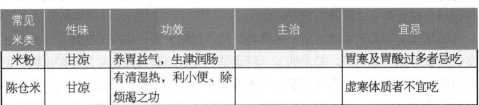

第四十六讲　药酒的食疗与应用

本节要点

◈ 药酒的特点

◈ 药酒制备的分类

◈ 药酒服用的注意事项

　　人类最初的饮酒行为与养生保健、防病治病有着密切的联系。药酒出现的历史约有五千年。历代医家都非常注意药酒的食疗应用，历代文献都有所记载，如唐代《外台秘要》《千金方》，宋代《太平圣惠方》，元代《元稗类钞》，明代《本草纲目》《普济方》等医籍中，均载有药酒的配方及服法。

　　酒与药物的结合是饮酒养生的一大进步。根据中医理论，饮酒养生比较适宜气血运行迟缓者、年老者、阳气不振者，以及体内有寒气、有痹阻、有瘀滞者。这是就单纯的酒而言，不是指药酒。药酒随所用药物的不同而具有不同的性能，用补者有补血、滋阴、温阳、益气的不同，用攻者有化痰、燥湿、理气、行血、消积等的区别，因而不可一概用之。

　　药酒的特点主要有以下几个方面。

　　一是易于接受。药酒本身就是一种可口的饮料。一杯口味醇正，香气浓郁的药酒，既没有古人所讲"良药苦口"的烦恼，也没有现代打针补液的痛苦，给人们带来的是一种佳酿美酒的享受，所以人们乐意接受。

　　二是酒可以行药势。药酒是一种加入中药的酒，而酒本身就有一定的保健作用，中医认为酒其性热，走而不守，既有调和气血，贯通络脉之功，又有振阳除寒，祛湿散风之效，故古人谓"酒为诸药之长"。它能增加药效，如使理气行血药物的作用得到较好的发挥，也能使滋补药物补而不滞。

三是酒有助于药物有效成分的析出和具有防腐作用。中药的多种成分都易溶于酒精之中。另外一般药酒都能保存数月甚至数年时间而不变质，这就给饮酒养生者以极大的便利。

各家著作对药酒的制作也有类似论述，归纳起来大致可分三类。

（1）药物加工，切细成料后直接用酒浸渍而成。

（2）药物用水煮汁加曲酿制而成。

（3）药物用水煮汁酿酒，再浸渍其他药料而成。

如《千金翼方》中的杜仲酒、麻子酒就是分别用第（1）、（2）种方法制作而成的。大致涉及酒的选择，药料的取材及加工，制备的方法，过滤澄清等几个方面。早期的药用酒是采用以曲酿造的米酒。宋至明代，仍是以曲酿造的米酒为药用酒。至清代渐渐普及用白酒（烧酒）作药用酒。

药酒在制备过程中，还可根据各品种的不同特点，加一定量的调味着色剂，以方便患者服用，缓和药性，提高制剂质量。目前使用的主要是食用糖（包括红糖、白糖、冰糖）和蜂蜜。竹三七等作药酒天然着色剂，色泽鲜艳而无任何不良反应及毒副作用。

药酒服用要注意以下几个问题。

一是不宜过量。长期过量饮酒是会损害健康的，这在古代早有认识。《黄帝内经·素问》中就批判了"以酒为浆"的生活方式，后世又提出了不少预防措施，如唐代孙思邈的《千金要方》中，就有不少醒酒、解酒方。明代李时珍更指出："痛饮则伤神耗血，损胃失精，生痰动火。"

二是辨证服用。中医治病经常会出现这种情况，两个病人同患一种病，譬如感冒，医生分别处以温、凉两种药性相反的解表药，各自服后都达到同样治愈的效果，这就是辨证用药的特点。药酒的使用，也应根据中医的理论，进行辨证服用，尤其是保健性药酒，更应根据自己的年龄、体质强弱、嗜好等选择服用。

三是因人而异，注意禁忌。根据自己的体质进行辨证服用，这是最基本的原则，其实中医辨证论治所讲的范畴更广，它还包括人的性别、年龄、生活习惯等个体差异和时令节气等。因此，服用药酒时还须因人而异，注意每个人的酒量大小。

四是要坚持饮用。任何养身方法的实践都要持之以恒，久之乃可受益，饮酒养生亦然。古人认为坚持饮酒才可以使酒气相接。唐代大医学家孙思邈认为"凡服药酒，欲得使酒气相接，无得断绝，绝则不得药力。"

另外，由于药酒的配方功能性味有异，要看清服用的注意事项，如外用还是内服、忌口、禁房事等，服用时应当遵守。只有根据上述的要求，合理地使用药酒，才能避免药酒的副作用，发挥其优点和特长，达到应有的食疗疗效。常用中医泡酒食药材见表36。

表36 常用中医泡酒食药材一览

名称	功效	药酒主治
熟地	滋阴补血，益精填髓	用于肝肾阴虚，腰膝酸软，骨蒸潮热，盗汗遗精，内热消渴，血虚萎黄，心悸怔忡，月经不调，崩漏下血
白术	润燥、补脾、和中	用于食欲不振、腹部肿胀以及水肿、黄疸或者是头晕、盗汗的情况，服用这种药材能够很好地令身体恢复健康
山药	健脾补肺、益胃补肾	用于脾虚泄泻，虚劳咳嗽，脚膝顽痹无力，小便频数等
人参	补益中气，温通血脉，大补元气，通治诸虚	用人参泡酒有补五脏，安精神，定魂魄，止惊悸，除邪气，明目，开心益智的作用，治一切气血津液不足之证
枸杞子	益气健胃、补肾强精、消除疲劳	适宜于神疲肢倦、失眠、胃寒、阳痿者
肉苁蓉	补肾阳，益精血，润肠通便	用于阳痿，不孕，腰膝酸软，筋骨无力，肠燥便秘
菟丝子	补肾益精、养肝明目	可用于腰膝酸痛、阳痿、早泄、遗精、遗尿、尿频余沥、耳鸣、头晕眼花、视力减退、带下等症
当归	补血调经，活血止痛，润燥滑肠	适用于痛经，腰痛，便秘，产后瘀血阻滞小腹疼痛等症

✤ 本节小结

祛病强身杯中物，行气活血合药酒。不可过量因人异，注重禁忌辨证服。

✤ 食医小试

1. 药酒的特点是什么？
2. 药酒服用的注意事项有哪些？

✤ 参考文献

杨思进，徐厚平，马艳萍. 中药养生酒发展思路探析[J]. 山西中医，2013，29（08）：59-60.

第四十七讲 膏滋食疗与进补

本节要点

◇ 膏滋方定义和发展
◇ 主要食疗膏方举例
◇ 膏方食用时的饮食禁忌

膏方到底是什么？你在超市里买过、吃过龟苓膏吗？那就是最常见的一种膏方。膏方的发展历史悠久，《正韵》《博雅》上所述"膏滋"为"润泽"人体的中药剂型。《膏方大全》说："膏方者，盖煎熬药汁成脂液，而所以营养五脏六腑之枯燥虚弱者也，故俗称膏滋药"。顾名思义就是具有润泽滋补作用之方，属于八种中药传统剂型之一，内服膏剂具有滋补作用，广泛地应用于体虚者。除治疗膏方外，本书将滋补膏方也放在食疗剂型之中。

膏方历史悠久，起于汉唐，在《黄帝内经》中就有关于膏剂的记载，但主要供外用，东汉张仲景《金匮要略》中的大乌头膏、猪膏发煎是内服膏剂的最早记载。唐代《千金方》中个别"煎"剂已与现代膏方大体一致。

宋朝膏滋逐渐代替煎，基本沿袭唐代风格，用途日趋广泛，如南宋《洪氏集验方》收载的琼玉膏，沿用至今，同时膏方中含有动物类药的习惯也流传下来，如《圣济总录》栝楼根膏，此时膏方兼有治病和滋养的作用。

明清膏方更趋完善和成熟，表现为膏方的命名正规、制作规范。膏专指滋补类方剂，煎专指水煎剂；数量大大增加，临床运用更加广泛。明朝膏方即在各类方书广为记载，组成多简单，流传至今的膏方有《摄生总要》中的"龟鹿二仙膏"、《寿世保元》中的"茯苓膏"以及张景岳的"两仪膏"等。清代膏方不仅在民间流传，宫廷中亦广泛使用，如《慈禧光绪医方选议》就记载有内服膏滋方近30首。

食疗膏方能滋补强身、抗衰延年、治病纠偏，用于防病治病和养生保健，膏方对于三类人具有较好的补养、调治作用：一是亚健康人群，这类人体质虚弱，平时经常感冒头晕，感觉疲惫，但到医院体检各项指标均在正常范围内，可通过服用膏方来改善体质、增强免疫力；二是老年人，老年人身体机能下降，气血渐衰，服用具有滋补作用的膏方则可起到延缓衰老，防病保健的作用；三是需要长期治疗的慢性疾病患者，以及手术后需要恢复体质的人等。膏方能调整阴阳，补益气血，调动机体内在因素，激发与提高机体的防病和抗病能力，即中医所指的"扶正祛邪"，从而达到祛病强身、抗衰益寿的目的。

膏滋药味数量一般在20～50种左右，一料膏方的常用剂量约相当于汤剂20～40剂，传统膏滋药的收膏多采用冰糖、阿胶、蜂蜜、鹿角胶、龟板胶等胶类作为基质和矫味剂，性质较为滋腻，另外，现代食品工业中的食用明胶、淀粉、木糖醇、元贞糖等其他基质和矫味剂也已被采用。

膏滋药为特殊的"药"，配方要求选料道地。其制作过程涉及浸泡、煎煮、浓缩、收膏、存放等工序，要按处方调剂配伍，不能随意添加辅料和防腐剂。下面介绍几种常见膏方。

1. 阿胶膏（固元膏）——治气血两虚

大家说的固元膏其实就是阿胶膏，主要成分是阿胶、黄酒、红枣、核桃、黑芝麻等。它的主要功效是补血养血，比较适合女性食用，特别是有明显贫血者，经后、产后，由于饮食睡眠不规律导致气血亏虚，脸色苍白、脱发、白发多者，还有年老体虚者。

2. 龟鹿二仙膏——治肾阴阳两虚

主要由滋肾阴的龟板，补肾阳的鹿角组成，龟鹿二仙膏以补肾为主，比较适合男性，尤其是那些肾阴阳两亏或者兼有一点血亏，表现为腰膝酸软、遗精、早泄者。老年人普遍体弱、肝肾不足，也很适合服用龟鹿二仙膏。

3. 秋梨膏——治秋冬燥咳

这是我们介绍过的北方常见膏方，主要成分为秋梨、蜂蜜或冰糖。秋梨滋阴润肺，秋冬天气干燥，有些人咳嗽咽干就适合吃秋梨膏。

4. 龟苓膏——治热毒内蕴

龟苓膏主要以名贵的鹰嘴龟和土茯苓为原料，再配以生地黄、蒲公英、金银花、菊花等药物精制而成。龟苓膏具有清热解毒、滋阴补肾、润肠通便的功效。

服用膏方要注意的饮食禁忌如下。

（1）孕妇、婴幼儿以及肝炎、结核病或其他疾病的发作期患者，都不适宜服膏方。

（2）服用膏方期间，建议避免进食辛辣、肥腻、生冷等不易消化及有特殊刺激性的食物。滋补性膏方不宜饮茶、咖啡、可乐等。加有人参等参类的膏方忌服萝卜。

（3）部分进补者在服用过程中可能会出现一些不适症状。如发生感冒、发热咳嗽多痰或其他急性疾病时应暂停服用。若服用膏剂时发生恶心、呕吐、厌食、腹泻等胃肠道反应时应暂停服用，若症状严重，应予及时就医。

（4）服用膏方前如果有消化不良、腹胀等不适症状，应调理好胃肠功能后再开始服用膏方药。

常见食疗膏滋见表37。

表37　常见食疗膏滋一览

膏方	功效	主治
阿胶膏（固元膏）	养血补虚	有明显贫血者，经后、产后，由于饮食睡眠不规律导致气血亏虚，脸色苍白、脱发、白发多者，还有年老体虚者
龟鹿二仙膏	补肾为主	表现为腰膝酸软、遗精、早泄者；老年人
雪梨膏（秋梨膏）	治秋冬燥咳	冬季干咳
乌梅膏	开胃生津	小儿多动、易激惹、睡觉不安稳，脾胃不调
茯苓膏	健脾祛湿	湿气重，脾胃功能弱

本节小结

膏方滋补应用广，一人一方能强身。冬令进补可首选，体虚慢病都适宜。

食医小试

1. 膏方对于哪三类人具有较好的补养、调治作用？
2. 试例举常见食疗膏方及其主要成分。

参考文献

[1]郑舒月，成西，牛晓雨，马淑然. 太真红玉蜂蕴本草膏用于食疗保健的组方特点与应用浅析[J]. 广西中医药大学学报，2016，19（03）：114-116.

[2]陈润阶，冯奕，黎天德. 黑色天然食品龟苓膏的营养保健作用[J]. 中国食品卫生杂志，1994（S1）：51-52.

[3]张伟. 家用固元膏的制作方法[J]. 中国民间疗法，2016，24（10）：57.

[4]陈亮. 秋季养生佳品秋梨膏. 消费日报.

第四十八讲　汤羹食疗与进补

本节要点

◇ 汤羹的定义与区别
◇ 汤羹食疗的特点及演变
◇ 汤羹食疗剂型的制作方法

　　民间有说法"要拿饭当药吃，不要拿药当饭吃。"就是说适当的饮食，不仅能提供人体每日所需的营养和能量，还能维持身体健康。中国诸多养生著作中均论述均衡饮食、膳食养生的功用。如《黄帝内经》说："五谷为养，五果为助，五畜为益，五菜为充，气味合而服之，以补精益气"。而汤正是容纳百味营养精华的最好形式。中医认为汤能健脾开胃、利咽润喉、温中散寒、补益强身，在预防、养生、保健、治疗、美容等诸多方面对人体的健康都起到非常重要的作用。这是临床应用中最广泛的一种剂型。食用汤液多是一煎而成，所煮的食料亦可食用。比如神经衰弱、病后体虚宜葱枣汤；肾虚腰腿疼痛、骨软宜地黄田鸡汤；消化道出血宜双荷汤等。

一般意义上的汤剂是将相应的药物或食物经过一定的炮制加工，放入锅内，加清水用文火煎煮，取汁而成。食疗中所说的汤一般是指以水为传热介质，对各种烹饪原料经过煮、熬、炖、汆、蒸等加工工艺烹调而成的有滋有味的饮品。汤，是人们所吃的各种食物中最富营养、最易消化的品种之一。不仅味道鲜美可口，且营养成分多半已溶于水中，极易吸收。

汤羹其实在古代定义有所不同，古人称汤为"羹"，称开水为"汤"，北宋诗人陆游有诗曰："嫩汤茶乳白，软火地炉红"。其中嫩汤指刚刚烧开的水。而现在的羹指五味（酸、甜、苦、辣、咸）调和的浓汤，亦泛指煮成浓液的食品，食疗药膳上还特别指以肉、蛋、奶或海产品等为主要原料加入药材而制成的较为稠厚的汤液。比如补肾益气、散寒止痛的羊肉羹；壮元阳、强筋骨的什锦鹿茸羹等。从这个特点上可区别汤与羹，较稀软的汤羹称为汤，较浓的汤羹称为羹，一般合称为汤羹或羹汤。

汤羹食疗在药膳食疗中占据一半以上，是药膳食疗的主要组成部分。追溯历史汤羹，作为食品，只要搭配合理，烹调得当，不仅斟称美味，而且还能起到无病防病，有病治病的作用。汤羹可以用煮、汆、炖、熬、蒸等各种方法来烹调，而煮是早期治汤方法之一。人类自有了陶器以来，就有煮的烹调方法，在早期人类的食物中，除了用火烤熟以外，就是煮了。原始人类在食物匮乏时，汤、粥、菜、饭是不分的，不知从何时开始，羹汤成了体力虚弱者的养生方式。据说汤是商代伊尹创制发明的。伊尹原是汤王的厨师，后被起用为宰相。《史记·殷本纪》："伊尹以滋味说汤"，《黄帝针灸甲乙经·序》："伊尹以亚圣之才，撰用《神农本草》以为汤液。"伊尹既精烹调，又通医学，所以他根据烹调饮食的经验创制配制汤液的方法是很可能的。当然汤液的创制发明，绝非是伊尹一个人或一个时期的成果而是无数先民通过千百年的生活实践，从采药用药与烹调中长期积累经验的结果。

汤是最适合与药膳食材融和的，几乎所有的膳食食材都可以用煮的方法来发挥功效，而以清水煮汤最能保留食材营养。从中医学角度来看，可食用的物质都是有药性，并且大都能以煮汤的方法发挥其最大功用。

制作汤羹的食材按其性质可分为：动物性食材、植物性食材和矿物性食材；按其加工与否可分为：鲜活食材（鲜鱼、鲜菜、鲜肉等）、加工食材（各式干货，香肠、腊肉、肉松等）；按其原材料的加工结构可分为：主料、配料、调料和水；按其药膳养生可分为：食用性食材、食用与药用兼用原料、药用食材（需遵照医生指示使用），这些材料的性、味有所不同，因此养生功效也有所区别。

我们要认识到五味是包括了人们的口味和中医学所说的性味。有时五味与人食用时的第一味觉不完全一致。例如牛肉口感微酸，但它性味属甜；韭菜口感辛辣、微酸，但它性味属酸等。中医学认为，食物分五味，五味食材入汤，可单一，可多样。五味既相互配合、又相互制约，是和人体、季节紧密相连的。按照季节、身体状况来调节五味食材入汤，才能得到事半功倍的养生效果。

食物四性即寒、凉、温、热，食物的寒凉性和温热性是相对的，还有一类食物在四气上介于寒凉与温热之间，即寒热之性不明显，则称之为平性。日常食用的食物中，以平性居多，温热者次之，寒凉者最少。食物入汤讲究相互搭配、寒热均衡，也与平日饮食协调，才不至于对人的体质造成伤害。日常饮食中若搭配与个人体质不符的饮食，就会对身体造成伤害。因此，入汤食材更应该对应个人体质，才能达到以汤羹养生的目的。方法是寒性的汤对应热性的菜，或反之；温性的汤对应凉性的菜，或反之。一般而言，平性食物适合所有体质，和不同性质的食物搭配有不同的功效。如与寒性食材搭配制汤，可除烦热；与温热食物制汤，有暖身的功效。温性食物多具有增体力、强身体的功效，有的原料还具有补气血的特点，适合寒性、虚性体质与痰湿体质。如体质虚寒、身体瘦弱，易受天气变化影响，或对食物寒热及清洁度敏感，常导致腹泻等状况者，则适合食用此类食物。以素食为主的人群，不论体质为何，均可选用以此类食材为主料的汤羹，以达到补气力、增加热量的作用。热性食物具有明显的驱寒功效，是寒性体质人群最佳的制汤食材。例如在冬季气温骤降时，寒性体质者饮用此类食材的汤羹，能暖身散寒。中医典籍中性大温食材均属此类，包括辣椒、胡椒、芥末、鳝鱼、肉桂、花椒等。

另外，汤羹制作还要注意烹调方式和用水等问题，因此要烹调一锅美味多鲜，又能起到食疗作用的汤羹并不简单。常见熬汤食材见表38。

表38　常见熬汤食材一览

食材	性味	功效	主治	使用注意
梨	性凉味甘微酸	生津润燥，止咳化痰，清热，解酒	热病后期，津伤口干烦渴者。肺结核，急慢性支气管炎，肺热咳嗽，咽喉发痒干痛，音哑者。高血压，心脏病，肝炎，肝硬化，习惯性便秘，糖尿病，百日咳患者。用嗓过多者。食道癌、鼻咽癌、喉癌、肺癌患者。宿醉未解者。维生素C缺乏者。低血钾者	脾虚便溏、慢性肠炎、胃寒、寒痰咳嗽或外感风寒咳嗽及糖尿病者患者忌食。妇女产后忌食生梨；女子经期或寒性痛经忌食生梨

续表

食材	性味	功效	主治	使用注意
银耳	性平味甘淡	滋阴润肺，养胃生津，益气强心，补脑	肺热津伤，燥咳无痰，咯痰带血，虚劳咳嗽，慢性支气管炎，肺心病，咽喉干燥，声音嘶哑者。高血压，动脉硬化，慢性肾炎，眼底出血者。体虚营养不良者。体虚便秘者	风寒咳嗽者忌用
银杏	性平味甘苦涩，有小毒	敛肺气，定咳喘，止带浊，缩小便	肺结核咳嗽，老人虚弱哮喘者；妇女体虚白带，中老年人遗精白浊，小便频数，小儿遗尿者。宜炒熟或蒸熟后食用	不宜多食常食。5岁以下儿童忌食
银鱼	性平味甘	益气补虚，健脾养胃	体质虚弱，营养不足，消化不良者	—
鸽肉	性平味咸	益气养血，补肾	身体虚羸，头晕腰酸，妇女血虚经闭者。高血压，动脉硬化，高脂血症，冠心病患者。毛发稀疏脱落，头发早白，未老先衰者；男子不育，精子活力减退，睾丸萎缩，阴囊湿疹瘙痒者。神经衰弱，记忆力减退者。习惯性流产，孕妇胎漏者。贫血患者	—
猪肉	性平味甘咸	补虚养血，滋阴润燥	阴虚不足，头晕，贫血，老人燥咳无痰，大便干结，营养不良者；妇女产后乳汁缺乏，以猪蹄或猪骨为好；适宜青少年、儿童服食	湿热偏重，痰湿偏盛，舌苔厚腻者，忌食。冠心病，高血压，高脂血症和肥胖症患者忌食肥猪肉。猪头肉为动风发物，风邪偏盛者忌食猪头肉
猪肚	性温味甘	补虚损，健脾胃	虚劳瘦弱者。脾胃虚弱，食欲不振，泄泻下痢者。中气不足，气虚下陷，男子遗精，女子带下者。体虚小便频多者。小儿疳积	感冒期间忌食。胸腹胀满者忌食
猪心	性平味甘淡	养心安神，补虚	心虚多汗，自汗，惊悸恍惚，怔忡，失眠多梦者。精神分裂症，癫痫，癔病患者	高胆固醇血症者忌食。不与吴茱萸同食
猪肝	性温味甘苦	补肝养血，明目	气血虚弱，面色萎黄，缺铁性贫血患者。肝血不足所致的视物模糊不清，夜盲，眼干燥症，小儿麻疹病后角膜软化症，内外翳障等眼疾患者。癌症患者	高血压，冠心病，肥胖症，高脂血症者忌食。有病而变色的猪肝勿食

食材	性味	功效	主治	使用注意
猪肺	性平 味甘	补肺虚，止 咳嗽	肺虚久咳，肺结核及肺痿咯血者	常人不必多食
猪脑	性寒 味甘	益虚劳，补 骨髓，健脑	体虚神经衰弱、头晕、老人头眩耳鸣者；脑震荡后遗症、健忘者	高胆固醇血症及冠心病患者忌食
猪胰	性平 味甘	补脾益肺， 润燥	肺痿，肺结核，肺不张等肺气虚弱咳嗽、咯血者。脾虚下痢者。产妇乳汁不通者。小儿疳积者。肥胖妇女不孕者。糖尿病患者	—
蛇肉	性温 味甘	祛风通络， 补气血	体质虚弱，气血不足，营养不良者。风湿痹痛，四肢麻木，风湿及类风湿关节炎，脊柱炎患者。麻风病，过敏性皮肤病，末梢神经麻痹者。骨结核，关节结核，淋巴结结核患者	过敏者忌食
鲈鱼	性平 味甘	健脾补气， 益肾安胎	贫血头晕，妇女妊娠水肿，胎动不安者	皮肤病疮肿者忌食。忌与奶酪同食
鳖	性平 味甘	滋阴补虚， 凉血，软坚，抗癌	体虚，肝肾阴虚，骨蒸劳热，营养不良者。结核病低热不退者。高脂血症，动脉硬化，冠心病，高血压，慢性肝炎，肝硬化腹水，肝脾肿大，糖尿病，肾炎水肿，干燥综合征，低蛋白血症及脚气病患者。各种癌症及放化疗后	性滋腻，久食败胃伤中，致消化不良，故孕妇或产后虚寒，脾虚腹泻者忌食；慢性肠炎，慢性痢疾，慢性腹泻便溏者忌食
鳝鱼	性温 味甘	补虚损， 强筋骨，祛风湿	体虚，气血不足，营养不良者。气虚脱肛、子宫脱垂、妇女劳伤，内痔出血者。风湿痹痛，四肢酸软无力者。高脂血症，冠心病，动脉硬化及糖尿病患者	易动风，瘙痒性皮肤病患者忌食。有痼疾宿病者，如哮喘、淋巴结核、癌症、红斑狼疮等应慎食
糯米	性温 味甘	补中益气， 健脾养胃，止虚汗	体虚自汗、盗汗、多汗，血虚头晕眼花，脾虚腹泻者。肺结核、神经衰弱，病后、产后之人，宜煮稀粥食用，营养滋补，且易消化吸收，养胃气	湿热痰火偏盛者忌食。发热，咳嗽痰黄，黄疸，腹胀者忌食。其性黏腻，若作糕饼，更难消化，故婴幼儿及老年人和消化力弱者忌食糯米糕饼。糖尿病患者忌食

❋ 本节小结

伊尹煮水创汤羹，一锅天下滋味真。鲜美需重性味配，用药调和方养生。

❀ 食医小试

1. 制作汤羹的食材如何分类?
2. 汤羹制作需注意什么?

❀ 参考文献

[1]蔡淑芬. 香港地区食疗汤膳之发展与研究[D]. 广州中医药大学,2009.

[2]张涛. 小建中汤与食疗配合治疗脾胃虚寒型胃脘痛的效果[J]. 内蒙古中医药,2017,36(10):5.

[3]张立君,王兰书,武梦琳. 从当归生姜羊肉汤看《金匮要略》对中医食疗的贡献[J]. 中国民族民间医药,2012,21(22):79-80.

第四十九讲　粥类食疗史为先

本节要点

◈ 食疗药粥的定义和作用
◈ 食疗药粥的做法
◈ 煮制药粥的注意事项

　　从中医食疗来讲,粥类是以大米、小米、秫米、大麦、小麦等富含淀粉性的粮食,加入一些具有保健和医疗作用的食物或药物,再加入水一同煮熬而成半液体的食疗品。中医历来就有"糜粥自养"之说,故尤其适用于年老体弱、病后、产后等脾胃虚弱之人。

　　食疗学还可以将粥与药相合,做成药粥。"药粥"疗法是通过米谷与药物配伍同熬而达到协同作用,比起单纯只喝药物或只喝米粥更具特效。慢性病患者,若能按中医辨证要求,选择针对性的药粥治疗颇为适宜,并能降低某些药物的胃肠道反应。坚持长期服食,慢慢自我调理,可以收到药半功倍的效果。如长期高血压的患者,可以经常吃些决明子粥、芹菜粥;而糖尿病的患者若长期服食玉米粉粥、葛根粉粥、山药粥,不仅解决了饮食问题,还起到治病的作用,可谓一举两得。如对老年人慢性便秘,分不同情况,给予松仁粥、芝麻粥、肉苁蓉粥,效果也很理想。患有慢性腹泻的老人,经常吃些山药粥、扁豆粥、薏苡仁粥,疗效颇著。

　　至于粥与药结合用于疾病防治的文献记载,最早见于湖南长沙马王堆汉墓出土的《五十二病方》,根据历代医家的描述,药粥可以有以下两种。

一是单用一味药物加入粥中同熬即成。供煮粥的食物主要是：米谷类，如粳米、糯米、粟米、秫米、小麦、大麦、荞麦、玉米、番薯；豆类，如黑豆、黄豆、绿豆、豌豆、蚕豆、扁豆、赤小豆、刀豆；肉类，如羊肉、羊肾、雀肉、鲤鱼、虾、鸭肉、鸡肉、鸭蛋、鸡蛋、猪肝、猪肚等，这些都可以根据情况添加药物。

二是属于复方药粥，既具有治疗疾病功效，同时具有养生功效。从各种各样的《粥谱》中，我们能体会到粥中加入其他药物所达到的疗效，足为证明，中国自古以来就善于应用"药食同源、药食同用"的用药经验，通过辨证用药原则，有选择性地在粥中入滋养性中药，借此提高与增强服食者的体质功能。

煮药粥和煮普通的粥方法有所不同，主要有下面几种：

（1）将中药直接与米谷同煮为粥。凡可供食用的中药，大部分均可采用这种煮制方法。

（2）将中药研为细粉与米谷同煮。如菱粉粥、莲子粉粥、芡实粥、白茯苓粥、贝母粥等，这类粥，为了便于煮制与服食，先把它们磨为粉状，与米一同煮为粥糊食用。

（3）以原汁同米煮粥，如牛乳粥、甜浆粥、鸡汁粥等。

（4）中药制取药汁，待米粥煮成后兑入煎服。如竹沥粥、蔗浆粥等。

（5）把中药煎取浓汁后去渣，再与米谷同煮粥食。例如黄芪粥、麦门冬粥、酸枣仁粥等。

（6）取新鲜中药，趁其湿润未干之时，切碎水磨澄取细粉，晒干备用。需要时，酌量同米煮粥。如葛根粉粥等。

煮制药粥有哪些注意事项呢？

一是要注意水量。煮制药粥应掌握好用水量。如果加水太多，则无端地延长煮煎时间，使一些不宜久煎的药物失效。况且煎汁太多，病人难以按要求全部喝下。加水太少，则药物有效成分不易煎出，粥米也煮不烂。用水的多少应根据药物的种类和米谷的多少来确定。

二是要注意火候。煮药粥与煎中药有共同之处，都应掌握一定的火候，才能使煮制出来的药粥不干不稀，味美适口。在煮粥过程中，如果用火过急，则会使汤液沸腾外溢，造成浪费，且容易煮干；若用小火煎煮则费工费时。一般情况下，是用急火煎沸，慢火煮至成粥的办法。

三是注意时间。药粥中的药物部分，有的可以久煮，有的不可以久煮。有久煮方能煎出药效的，也有的煮久反而降低药效的。因此把握好煎煮粥的时间亦极为重要。煎粥时间常是根据药物的性质和功用来确定的，一般来说，滋补类药物及质地坚硬厚实的药物，煎煮时间宜长，解表发汗类药物及花叶质轻、芳香的药物不宜久煎，以免降低药效。

要注意的是，在粥中加入所需要药物，其疗法既不同于只用单纯的中药以求

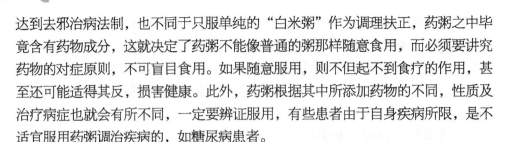

达到去邪治病法制，也不同于只服单纯的"白米粥"作为调理扶正，药粥之中毕竟含有药物成分，这就决定了药粥不能像普通的粥那样随意食用，而必须要讲究药物的对症原则，不可盲目食用。如果随意服用，则不但起不到食疗的作用，甚至还可能适得其反，损害健康。此外，药粥根据其中所添加药物的不同，性质及治疗病症也就会有所不同，一定要辨证服用，有些患者由于自身疾病所限，是不适宜服用药粥调治疾病的，如糖尿病患者。

药与粥完美结合达到协同作用，所以粥类食疗被广泛应用，与生活紧密联系，就像十分推崇食粥养生的南宋著名诗人陆游的《食粥诗》所说"世人个个学长年，不知长年在目前，我得宛丘平易法，只将食粥致神仙。"

常见食疗粥类见表39。

表39　常见食疗粥类一览

名称	组成	功效
桂圆莲子粥	莲子、桂肉、粳米各60克	养血安神，补虚健脑；身体虚弱、失眠、健忘者宜服用
首乌红枣粥	何首乌30克，大枣30克，粳米60克	补气血，益肝肾，黑须发，美容颜；适用于肾气亏损、脾虚体弱，须发早白者
百合粥	百合30克，粳米100克，白糖30克	滋阴润肺，养心安神；肺虚干咳、失眠、心烦者宜服用
薏米山药粥	薏米、山药、粳米各30克	健脾祛湿养胃；脾胃虚弱、食欲减退、便溏不成形者宜食用
芝麻蜜糖粥	芝麻（或黑芝麻）30克，粳米100克，蜜糖30克	滋阴润肠通便；习惯性便秘者宜食用
山药大枣芡实粥	山药60克，芡实30克，大枣20克，粳米100克	养胃健脾止泻；脾胃虚弱，纳差便溏或腹泻反复不愈者宜食用
银耳大枣粥	银耳30克，粳米100克，大枣30克	滋阴养血，健肤养颜美容；体老体弱或皮肤干燥、失去光泽者宜食用
延年益寿粥	黑芝麻30克，淮山药30克，莲子30克，粳米100克	健脾益气补虚；病后体虚、厌食消瘦及早老早衰者宜食用
枸杞大枣粥	枸杞30克，大枣20克，粳米90克	补肝肾，益气血；肝肾虚弱、视物模糊、腰酸乏力、身体虚弱者宜服用
莲子黑米粥	莲子30克，黑米60克	补肾养心；肾虚体弱、虚烦失眠者宜服用
人参粥	小米50克，人参末、姜汁各5克	大补元气，延年益寿；适用于阳气衰弱、体质虚寒的中老年人
羊肉粥	瘦羊肉150～250克，切成小块，当归、生姜各20克，加粳米250克	温补强壮；用于中老年人阳虚畏冷、腰膝酸软、头昏眼花者，为中老年人冬令进补良方

名称	组成	功效
绿豆粥	绿豆30～60克，煮烂后加大米30～60克	利水消肿，清暑解毒；适用于中暑烦渴、食物中毒、泻痢等，亦可作为高血压病的辅助治疗
芹菜粥	芹菜100～150克，同粳米100克煮粥	健胃祛湿，能除心下烦热、头昏目眩。有良好的降血压、镇静和保护血管的作用

本节小结

食粥何止致神仙，药入粥中治亦可。糜粥自养古人方，今来不妨共用之。

食医小试

1. 什么是"药粥疗法"？
2. 煮药粥都有哪些方法？

参考文献

[1]田艳梅，张春菊，王瑞爱. "亚健康状态"药粥食疗观察[J]. 世界中西医结合杂志，2008（09）：534-535.

[2]孟妍，吕千千，聂玉香，等. 营养药膳粥食疗干预慢性腹泻患者疗效观察[J]. 河北中医，2016，38（11）：1660-1663.

[3]郑晓辉，简振尧. 山药粥对脾胃虚弱证的食疗观察[J]. 中国社区医师（医学专业），2012，14（19）：204-205.

[4]韦公远. 胃、十二指肠溃疡的药粥食疗[J]. 山东食品科技，2002（04）：18.

[5]常红，申杰. 中医营养食疗防治动脉粥样硬化的优势探讨[J]. 中国民间疗法，2013，21（02）：9-10.

[6]孙慧敏. 中医营养食疗防治动脉粥样硬化的优势探讨[J]. 中医临床研究，2014，6（03）：129-130.

[7]赵则胜，钱晶. 食疗专用粥米的制作与利用[J]. 上海农业学报，2002（S1）：25-28.

第五十讲　汁液饮品

本节要点

◈ 其他中医食疗饮料分类概述
◈ 食疗鲜汁饮的历史及经典饮料举例
◈ 中医食疗饮料汁饮的制配和使用注意事项

　　中医食疗的饮料除了我们前面讲过的茶、酒等外，还有乳剂（乳制品作为主要原料制作而成的液体饮料，如芪乳饮、竹沥羊乳饮等）、露（就是将汁液丰富的新鲜的蔬菜、水果或花草等原料放在容器中，经蒸馏加工而成的液体饮料，如金银花露、茉莉花露等）。一般是用食用中药或部分食品与部分药材一起，加水略煎煮，去渣取汁而成，作饮料日常饮服，比如取药用植物的花、叶、果皮、茎枝，切薄或粉碎制作。如玉米须饮，可用于治疗肝病腹水；桑菊薄荷饮，可用于治感冒、头晕。

　　另外就是由新鲜并含有丰富汁液的植物果实、茎、叶和块根，经捣烂、压榨后所得到的汁液。比如热病后烦渴可用西瓜汁、雪梨汁；噎膈饮食难，为气阴两虚，可用五汁饮；血热出血可用鲜荷叶汁等，这类饮料特别是汁饮制作时常用鲜品，还要注意食性和口感。

　　蔬菜水果的鲜汁，不但在人们日常生活的食品中，有着爽口宜胃的鲜美味道，而且稍做加工，还能治疗各种疾病，其方法简便，制作容易，是老少皆宜的食疗方法。中医食疗食材鲜汁饮的历史悠久，古代的"浆"字用来泛称捣为汁液的各种饮料，而浆在《黄帝内经》中就有记载，将它与酒相别，代指一般饮料。

　　在历代医家的著述中，就有将食材捣汁饮用的记载，比如鲜姜汁，《食疗本草》说它"止逆，散烦闷，开胃气"。《本草拾遗》记载生姜"汁解毒药，破血调中，去冷除痰，开胃"。《本草从新》指出"姜汁，开痰，治噎膈反胃"。《遵生八笺》转载苏东坡诗曰："一斤生姜半斤枣，二两白盐二两草（甘草），丁香沉香各半两，叫两茴香一处捣，煎也好，点也好，红白容颜直到老"。

　　孙思邈的《千金食治》记载芹菜，"味苦、酸、冷涩，无毒。益筋力，去伏热。治五种黄病，生捣绞汁冷服一升，日二"。现代研究发现芹菜汁确有降压利尿、增进食欲和健胃等药理作用，对伴有高脂血症、糖尿病者尤益，而且其中的膳食纤维，有促进肠蠕动、防治便秘的作用，所以不仅可以榨汁饮用，日常炒菜、凉拌吃也有非常好的食疗功效。我们平时就可以用鲜芹菜500克，洗净，放入沸水中烫2分钟，捞出后切碎绞汁。每天2杯，可以起到平肝降压，镇静解痉，和胃止吐，利尿作用。如果感觉口感不好，还可以加点梨或其他水果来调味。

　　鲜汁是将汁液丰富的新鲜蔬菜、水果等压榨取汁，可添加适量的水稀释，也可将几种鲜汁合并或兑入药汁一同饮用。如西瓜番茄汁、甘蔗汁等。

中医食疗汁饮制剂备后还需要考量其食性问题，如以山楂、桃、椰子、木瓜、杏、杨梅、橘子、樱桃、荔枝、石榴等为主要原料制成的果汁为温性或热性的。以香蕉、橙子、柚子、柠檬、梨、猕猴桃、枇杷、草莓、甘蔗、芒果、西瓜等为主要原料制成的果汁为寒性或凉性；蔬菜汁中黄瓜汁、番茄汁均为凉性。性质平和的饮料有以下几种，以苹果、菠萝、葡萄等为主要原料制成的果汁性味比较平和；蔬菜汁中常见的胡萝卜汁性味比较平和。

饮料食性上有差异，饮用就当注意。性味平和的饮料在饮用时没有太多的禁忌；凡是被舌质红、舌苔黄、口干、口渴、便秘、咽喉疼痛等"上火"症状困扰的朋友，最好少饮热性或温性的饮料。对于那些平素表现为怕冷、怕风、多汗、小便清冷的虚寒体质者则不宜过多饮用凉性或寒性的饮料，否则不仅会加重上述不适，严重者甚至还会出现腹痛甚至腹泻。此外，女性生理期、产妇、风寒感冒者、老年人和婴幼儿均不宜饮用凉性或寒性的饮料。须注意的是不要在饱餐后喝饮料，应选择在两餐之间或饭前20～30分钟饮用。

汁液的制作工具随社会变化不断在发展，用榨汁机制作新鲜果蔬汁在时下非常流行，鲜榨果蔬汁可以根据个人的口味任意搭配，不同的原料、不同的配比会产生不同的口味和口感，对于牙不好以及消化能力欠佳的人群来说，每天要保证充足的水果蔬菜摄入会有一定的困难，此时自己榨汁则是很好的补充途径。但是鲜榨果蔬汁不能长期保存。因为果蔬榨汁时很难灭菌，微生物在果蔬汁中生长繁殖不可避免，所以从安全的角度讲，鲜榨果蔬汁不宜存放过久。

要强调的是鲜榨果蔬汁的营养价值不如水果蔬菜。尽管鲜榨果蔬汁比市售的果汁、果汁饮料更健康更营养，但是仍有一部分营养素受到了破坏，所以不如吃完整的水果蔬菜。无论从中医食疗还是从现代营养角度，我们都要强调饮食的均衡，合理应用，这才是我们学习中医食疗剂型最重要的问题。

✤ 本节小结

中医饮料真不少，乳露鲜汁也有效。注意搭配重口感，辨证饮用是关键。

✤ 食医小试

1. 鲜榨果蔬汁的注意事项。
2. 芹菜古代和现代研究的作用特点。

✤ 参考文献

[1]崔花善．不同鲜汁的食疗与营养组成成分剖析[J]．北方园艺，2012（16）：170-172.

[2]陈宪仪．生姜汁的生产与食疗饮品制作[J]．南宁职业大学学报，1999（02）：32-35.

第五十一讲　饭食面点主食食疗的制作

本节要点

◈ 面点及食疗面点的定义

◈ 食疗面点的演变历史

◈ 食疗面点的作用与发展

　　面点，即正餐以外的小份量食品，又叫点心。它有广义与狭义之分。广义的面点，包括主食、小吃、点心和糕点；狭义的面点，则将比较粗放的主食、部分小吃排除在外。从面点演变规律看，是先有主食、小吃，后有点心、糕点；从主食进化到面点，需要一段发展过程。

　　食疗面点是中国食疗学的重要剂型之一。《中国面点史》一书写道："食疗面点中的食药，本身就具有各种疗效，再与面粉配合制成各种面点后，便于人们食用，于不知不觉中治病。食疗面点确实是中国人的一个发明创造。"因此，我们要努力加以发掘、整理，同时利用现代多学科综合研究的优势，发展中国特色的食疗功能性面点。

　　根据目前的史料，西周到战国早期的面点约近20种。它们的用料主要是稻米和黍米。可整粒煮，可破碎蒸，还可制成糊状烙；馅料有肉、蜜、酒和花卉，造型多系圆形，其属性介于糕与饼之间；还有的则是将饭、粥、羹等主食加以精制。它的品种有面（爆熟磨碎的大麦）、糜（米粉与肉酱煮糊）、饵（蒸糕或蒸饼）、蜜饵（加蜜的粉饼）、糁食（米粉加肉丁制饼油煎）、粉粥等。

　　食疗面点主要可以分为以下八大类别：

　　（1）饼类　主要包括圆扁状的饼类面食。

　　（2）饺类　主要是指水饺。

　　（3）条类　主要是指面条。

　　（4）糕类　主要是指传统糕点。

　　（5）团类　主要是指团糕。

　　（6）包类　俗称包子。

　　（7）卷类　主要包括蛋卷、煎饼卷、春卷等面食。

　　（8）冻类　例如西瓜冻等。

　　中医历史上有很多应用面点的记载，汉代名医张仲景在《伤寒论·辨厥阴症脉症并治》中说："食以索饼，不发热者，知胃气尚在，必愈。"这里所说的索饼根据"随形而名"的原则，饼形类似绳索细长，甚至有人说索饼应该就是现今的面条最早的称呼。清·俞正燮《癸巳存稿》中有载"索饼，乃今面条之专名。"有人说索饼是黍饼误抄，无论哪种说法，值得注意的是面点早在汉代就已用来治病。这让人会想到现代人受寒感冒，也会吃碗热汤面条发发汗。在中国，最初所有面食统称为饼，其中在汤中煮熟的叫"汤饼"，即最早的面条。汉·刘熙《释名·释饮食》中有索饼；北魏·贾思勰《齐民要术》中记有"水引饼"，是一种一尺一断，薄如"韭叶"的水煮食品；唐朝又有称为冷淘的过水凉面；宋朝饮食市场上的面条品种达10余种之多，丰富多彩，有插肉面、浇头面等；元朝出现了可以久存的挂面；明朝有制作技术高超的拉面，还有山西等地制作特殊的刀削面；清朝乾隆年间又有经过煮、炸后，再加入菜肴烧焖而熟的伊府面，这些都是中国历史上著名的面条制品。《荆楚岁时记》说："六月伏日进汤饼，名为避恶。"恶，疾病和污秽也。伏天苍蝇细菌多，饮食不洁，易患肠道疾病，而"汤饼"用开水沸煮，趁热吃，这可能是古代伏天污染最少的食品，会大大减少疾病的发生。病人抵抗力差，当然要吃最洁净的食品。这也就是为什么千百年来，侍候病人的饭食，多用面条。

除此之外，民间传说饺子也是张仲景发明，甚至起了个好听的名字叫祛寒娇耳汤，这就纯属演绎了，不过面点对于老百姓来说，喜闻乐见，易于接受，又加上可以做出一些口感，造型上的创造，所以对于特殊人群特别是老人、儿童尤为适合。再加上食用、携带方便，制作方法简单，确实具有很好的应用前景，比如八珍糕、健脾糕等。

在中医食疗上，可以把食疗功能性面点的服用对象和功能作为标准，对其进行分类：其一，以健康人为服用对象，以增进人体健康和各项体能为目的的功能性面点，进一步按其功能可分为延年益寿的面点、增强免疫功能的面点、抗疲劳面点、健脑益智面点、护肤美容面点等品种；其二，以亚健康人群为服用对象，以防病和治病为目的的功能性面点，即疗效面点，进一步按照其功能可分为降血脂面点、降糖面点、减肥面点等类型。

总之"平衡即健康"是传统医学的主导思想，因此，要强调各类营养成分及生理活性成分的总体平衡，只有遵循科学、平衡的原则，才能真正发挥食疗功能性面点中的积极促进作用。

以下这些文献说的都是面条，你知道吗？

《夜航船》："魏作汤饼，晋作不托。"

《释名疏证补》："索饼疑即水引饼。"

《齐民要术》记有"水引饼"的做法："细绢筛面，以成调肉臛汁，持冷溲之。水引，按如箸大，一尺一断，盘中盛水浸。宜以手临铛上，揉搓令薄如韭叶，逐沸煮。"

束皙的《饼赋》说，冬日宜吃汤饼："玄冬猛寒，清晨之会，涕冻鼻中，霜成口外。充虚解战，汤饼为最。"

后庚阐《恶饼赋》："王孙骇叹于曳绪，束子赋弱于春绵。"

傅玄《七谟》："乃有三牲之和羹，蕤宾之时面。"

刘禹锡有诗《赠进士张盥》："忆尔悬孤日，余为座上宾。举箸食汤饼，祝辞添麒麟。"

苏东坡有《贺人生子》："甚欲去为汤饼客，却愁错写弄璋出。"

常见中医药膳面点组成与功效见表40。

表40 常见中医药膳面点

名称	方源	组成	功效及应用
九仙王道糕	《串雅外编》	莲肉120克、麦芽（炒）60克、白扁豆（炒）60克、芡实60克、白茯苓120克、薏苡仁120克、山药（炒）120克、柿霜30克、白糖600克、粳米粉3000克	健脾胃，补虚损，除湿热。用治病后体虚或素体虚弱，脾胃不健，食少形瘦，或饮食难消，大便稀溏，神疲乏力等症
八仙糕	《外科正宗》	人参15克，山药180克，茯苓180克，芡实180克，莲肉180克，糯米（炒）2500克，粳米（炒）2500克，白糖5，白蜜200克	健脾益气，安神益智。原书主治"患痈疽之人，脾胃虚弱，精神短少，饮食无味"及"平常无病，久病但脾虚食少，呕泄者"。病后及年老小儿体虚之人，食少便溏，少气懒言，不耐思考者，最为适宜。也可用治神经衰弱，健忘失眠，神疲体倦
白雪糕	《古今医鉴》	大米1000克，糯米1000克，山药60克，芡实60克，莲肉（去皮心）克，白砂糖400克	补脾健胃，益肾固精。用治病后或素体脾胃虚弱，饮食不香，食少便溏，或腹泻时作，体倦乏力等症。也用治妇科白带过多、清稀，腰酸无力，及肾虚的遗精滑泄，常服有一定的调治作用
玉露霜	《本草纲目拾遗》	白术（炒）60克，陈皮45克，莲肉120克，薏苡仁（炒）120克，糯米（炒）2000克，绿豆（炒）2000克，陈米锅巴（炒）500克，白糖适量	原书用治"老人脾泄"，脾虚消化不良，大便溏泻，口淡无味，饮食不香，脘腹胀闷等证，亦治小儿脾虚伤食腹泻及脾虚之人，夏季伤暑湿而致的腹泻
锅焦饼	《本草纲目拾遗》	锅焦1500克，神曲（炒）120克，砂仁30克，山楂120克，蒸莲肉（去心）120克，鸡内金（炒）30克，粳米粉1500克，白糖500克	健脾消食。用治小儿、老年脾虚食积，脘腹满闷不舒，或呕吐腹泻，食少形瘦者，颇为适宜

名称	方源	组成	功效及应用
益脾饼	《医学衷中参西录》	白术120克，干姜60克，鸡内金60克，熟枣肉250克	健脾消食，温中散寒。原书用治"脾胃寒湿，饮食减少。长作泄泻，完谷不化"。现用治脾胃虚弱，或慢性肠炎，食少难消，或腹中冷痛，腹满时泻者，较为适宜

✤ 本节小结

五谷为养重面点，补养保健简便廉。平衡膳食尤宜选，居家食疗首当先。

✤ 食医小试

1. 食疗面点的分类有哪些？并分别举例。

2. 按食疗功能性面点的服用对象和功能作为标准对其进行分类，可分为几类？

✤ 参考文献

[1]候昕，李林，周广印，等. 高蛋白食疗面条对高血压、高血脂及糖尿病的临床研究[J]. 山东农业大学学报，1995（04）：465-470.

[2]孙自谦. 糖尿病食疗佳品——"糖宁营养面条"通过鉴定[J]. 医药导报，1993（01）：52.

[3]黄秋云. 糖尿病药膳主食馒头制作工艺研究[A]. 中华中医药学会、山东省千佛山医院. 2014年中华中医药学会药膳分会年会论文集[C]. 中华中医药学会、山东省千佛山医院：中华中医药学会，2014：7.

═══ 第五十二讲　药膳如何做出美味来 ═══

本节要点

◈ 药膳制作的两个要点

◈ 药膳美味的配伍原则和方法

◈ 药物入膳的方法与调味

药膳是将中药与食物搭配烹调，将药物作为食材，又将食材赋以药用，药借食力，食助药威，两者相辅相成，相得益彰，既具有较高的营养价值，又可防病治病、保健强身。《黄帝内经》云："药以祛之，食以随之"，普通的菜式无法达到补虚养生、防病治病的功效，加上中药材做成药膳在一般人的印象里又会很难吃，似乎难以两全。其实药膳也可以做出美味来，达到美食和健康兼得的效果，做到两全其美？今天我们就讲述一下药膳如何做出美味来。

首先，要明确药膳制作必须以膳食为中心。我国食物与药物本同源于生活，现代出版的《中药大词典》中将各种食物、蔬菜、禽畜肉类、水产、水果、虫鸟以及草本、矿物等齐录一体，可谓药之大全。制作药膳的主料、辅料等食物本身也具有医疗保健的功用。医方中离不开食物，美食中具有医药的功效，二者在中医理论的指导下是不可分离的两个部分。医者处方选药有主、辅、佐、使之分，调剂成汤、丸、散、膏为用。厨师烹调选料也有主、辅、调味之分，施以煎、炒、烹、炸、蒸、炖之技。医师的药治病，厨师以佳肴美食健体，药膳制作一定要在烹调技艺制作膳食的基础上酌加少量的药物，用以加强主料医疗保健的作用，要明确，药膳是以膳食的主料为主体，加工制作辅以药物都以主料为中心。例如人参乌鸡汤，乌鸡补气养血是主料，人参虽为品贵之药只能加强主料补养气血的功效而为辅；杜仲炒腰花中猪腰补肾强腰是主料，杜仲可加强其补肾壮骨之功。切不可反宾为主，用较多的药压制主料的功效，甚至影响膳食的美味。

食与药的密切关联由来已久，随着膳食烹调技艺的发展，人们发现使用药物的香味用为调味，如葱姜蒜等可起到祛邪去腥味的作用。又如使用各种香料砂仁、豆蔻、肉桂、八角等可提高菜肴的香味，菜品如红烧肉、丁香排骨、陈皮牛肉等，著名的德州扒鸡使用的香料有50余种之多。其实各种香料除了可提高食欲促进消化外，都有各自的药用功能。如生姜暖胃散寒，食蟹用姜汁可提鲜去其寒性；丁香暖胃健脾而除湿，可去肉食之腥腻；陈皮理气化痰，增加香气而助消化，兼防补益而滞。药膳发展至今已有两千多年历史，由简单的调味到今天的增强医药保健的复杂工艺，总是以膳食为核心，不失"膳"的含义。

其次，要注意辨证灵活用药，用之有理有据。膳食中加入药物有严格的要求，强调有机结合，是说配合的要融洽合理。所谓"理"实指中医理论，如阴阳五行学说、整体观念、脏腑学说等。药膳的制作需要掌握中医诊断加辨证方法以及中医理论知识。辨证是要求依据不同患者的病情，运用中医药理论为主导进行客观的分析归纳，制作出相适应的药膳。例如10个人同患高血压或肝炎，但每个人表现的病症却不同，是因为病情发展的阶段不同。病情有新久，病情有轻重，损伤人体又有气虚、血虚、阴虚、阳虚的侧重，而且人体的素质又有男女、老幼、久病或产后的种种区别，因此制膳及用药应该区别对待，这即是辨证施膳。任何以一方或一膳统治高血压或肝炎的做法，都不是辨证的。

药膳的医疗保健功效有一定的普遍性，如鹿肉补阳，甲鱼补阴，牛肉补气，羊肉补血，凡久病体衰、气血阴阳亏虚者，则可分别选食。由于虚证有五脏（心、肝、脾、肺、肾）的不同，因而加入适应的药物可使补益的针对性加强。

例如炖乌鸡可补气，如心气虚加人参，脾气虚加党参、白术或茯苓；肺气虚加黄芪、冬虫夏草；肝气虚加枸杞子、当归；肾气虚加肉苁蓉、山药。这就是食药的有机结合，凡创制药膳，应在辨证的基础上要有预定的方案，最好经过药膳专家的审定，然后试制成菜肴，既可保证药膳的合理又可防止意外。如"红花系列"可使汤汁红颜，又有补血活血的功效，但妇女妊娠食用则有伤胎流产的危险。

要做出美味的药膳，必须要具备中医药知识，选用药物要明确药物知识，遵守食药配伍的原则。下面是食疗药膳制作的几个原则。

1. 五味相调

五味分入五脏，适量食用则补，过量食用则损伤，因此五味入膳宜相调和。如菜肴过辣则散（发汗），宜加酸味之收敛以制其发散，如醋椒鱼、酸辣汤；食物太苦则泄下，宜加甘味之缓以制其速，如凉拌苦瓜需酌加白糖；食物过酸亦宜加甘味缓之，如松鼠鱼等糖醋菜肴。五味协调，是美味的基础，选用药物则不适宜五味偏重之品，如黄连之苦，五味子之酸，甘草之甜等。

2. 性味相胜

食物与药物各具不同之性，相互搭配有不同的选择，性味相同者可加强其功效，如东江狗肉，狗肉性热大补，辅料用大量的生姜，提高了温补的功效，体虚有寒的人适用，阴虚内热之人则不宜。性味相反者可制约其副作用而突出功效，如辣椒炒苦瓜，苦瓜性寒清热，少佐温性之辣椒，使苦瓜寒性减弱而不伤胃，并可提高食欲。又如芥末墩，白菜性寒配芥末，再如生吃各种刺身配辣根等都是寒热搭配的佳品。

3. 功用相类

食物与药物的功效相同也是一种合理的配伍，如上述补血食品加补血药的配合，此外还有"以脏补脏"之说，即食鸡心、鸭心能补心养血，食动物肝脏可补肝明目，食各种肚类则能健胃化食，食猪腰能补肾，食骨则壮筋骨，食脑则健脑等。若再搭配功能功用相同的食物必能提高功效，如杜仲或腰果炒腰花，枸杞溜肝等。

4. 药物入膳的方法与调味

药膳要做出美味，还要注意药膳中比较名贵的药材、色泽形美的药材，与主辅料、调料结合在一起的菜肴。适用于蒸煮炖煨煲等宽汤的技法，如虫草炖甲鱼、无花果炖三黄鸡、天麻鱼头等。注意药量宜小，要洗净杂质，药量准确，确保汤及主料无药味。

还有就是不见药的药膳，即将药物煎、煮、浓缩过滤制成药液。在烹调前加入药液，一起煮制，如丁香鸭、陈皮鸡等；烹调中加入药液一般是爆炒菜多，如翠皮鳝丝、首乌肝片、杜仲腰花等；烹调后加入药液，在汤物炖好后加适当药液即可。

另外，将药物碾成细末，过筛去净杂质，再研为细粉，适用于炸品。将药粉拍在主料上挂浆，或将药粉融入稠芡内，主料挂糊后炸制。如茯苓虾排、太子参松仁鱼等。

总之，制作药膳保持美食美味是要点，应能激发食欲、给人以美食的享受，达到强身健体，延年益寿的目的。

🔆 食疗小贴士

食物增鲜方法

1. 以蟹油、虾籽增鲜

蟹油是用蟹肉、蟹脂、蟹黄等加猪油熬制而成，味道极美，用以烹制菜肴或淋于热菜表面，能增加菜肴鲜味，而且易于贮存，使用方便。虾籽增鲜是在烧汤做菜时，先将虾籽下锅，或水煮，或油煸，其增鲜效果并不亚于味精。

2. 虾皮、干贝增鲜

将虾皮用流动的清水洗至少3次，将锅烧热不加油，放入虾皮小火炒干后晾凉，用擀面杖磨碎成末即可。干净的紫菜、海肠、干贝等也可以做成粉末作味精用，一定要注意磨成粉末后要装入干净无水的瓶中，这样有利于保存不易变质。

3. 卤汤增鲜

老卤，或称老汤，就是长年用来煮鸡、煮肉的原汁汤。用这种老汤，不仅有明显的增鲜作用，而且对菜肴的色泽和香味都有调节作用。德州扒鸡、符离集烧鸡、道口烧鸡、西安腊汁肉等，都是采用以老卤增鲜的方法烧煮的。还可以取鲜味较浓的原料烧煮后留存的汤汁增鲜。汤一般分为三种：清汤、浓汤和二汤。清汤是以老母鸡或鸡颈、鸡骨架、鸡翅、鸡脚和纯精猪肉等为原料熬制而成；浓汤一般选择火腿、猪皮、鸡爪等脂肪胶质含量高的肉制品，用大火炖制而成，其汤汁洁白，浓厚香醇；二汤是取吊完浓汤的原料渣子再加水进行第二次煮熬出来的汤，也有叫毛汤的。制鲜汤应注意用凉水下锅，不宜中途加水，不宜先放盐。

🔆 本节小结

药膳也可有美味，好吃好喝还不贵。注意调味激食欲，适口还能健脾胃。

🔆 食医小试

查阅营养学与食品工艺学，找找影响食物烹饪口感的因素有哪些?

🔆 参考文献

[1]诸国本. 如何发展美味药膳. 中国民族报.

[2]张颖，杨勇，雷明辉，等. 药膳鸡汤及其加工工艺的研究进展[J]. 肉类工业，2014（10）：11-14.

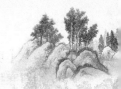

附录 一

主要药食两用食物性味归经与功效

1. 丁香

【性味归经】辛，温。归脾、胃、肾经。

【功效应用】①温中降逆：主治胃寒呕吐呃逆；或中焦虚寒，吐泻食少，每与温中止呕药同用。②温肾助阳：适用于肾阳不足，下元虚冷，男子阳痿尿频，女子寒湿带下等。

【用量用法】2～5克。

【用药忌宜】畏郁金；热证及阴虚内热者忌用。

2. 八角茴香

【性味归经】辛、甘，温。归肝、肾、脾经。

【功效应用】①散寒、暖肝、温肾、止痛：主治寒疝腹痛；睾丸偏坠；肾虚腰痛。②理气开胃：主治脘腹疼痛；呕吐食少。

【用量用法】5克。

3. 刀豆

【性味归经】甘，温。归胃、肾经。

【功效应用】①降气止呕：用治虚寒性呃逆呕吐，腹胀等症。②温肾助阳：用于肾虚腰痛，以刀豆2粒，包于猪肾内，烧熟食用。

【用量用法】10～15克。

4. 小茴香

【性味归经】辛，温。归肝、肾、脾、胃经。

【功效应用】①散寒止痛：主治寒疝腹痛及睾丸偏坠肿痛。②行气和胃：可治胃寒胀痛，食少呕吐等症。

【用量用法】3~8克。

5. 小蓟

【性味归经】甘，凉。归肝、脾经。

【功效应用】凉血、祛瘀、止血。主治吐血，衄血，尿血，血淋，便血，血崩，急性传染性肝炎，创伤出血，疔疮，痈毒。

【用量用法】内服：煎汤7.5~15克（鲜者50~100克）；捣汁或研末。外用：捣敷或煎水洗。

【用药忌宜】脾胃虚寒而无瘀滞者忌服。

6. 山药

【性味归经】甘，平。归脾、肺、肾经。

【功效应用】①益气养肺：脾胃虚弱证，肺虚证。②补脾肺肾：消渴（肾阴虚证）。

【用量用法】15克。

【用药忌宜】本品养阴而兼涩性，能助湿，故湿盛中满或有积滞者不宜单独用，实热邪实者忌用。

7. 山楂

【性味归经】酸、甘，微温。归脾、胃、肝经。

【功效应用】①消食化积：用治食滞不化，脘腹胀痛或泄泻。②活血散瘀：用治产后瘀阻腹痛、恶露不尽；疝气或睾丸偏坠疼痛。

【用量用法】10~15克，大剂量30克。

【用药忌宜】脾胃虚弱者慎服。

8. 马齿苋

【性味归经】酸，寒。归大肠、肝经。

【功效应用】①清热解毒凉血：用治湿热泻痢；热毒痈疮；赤白带下。②止血通淋：用治崩漏；血淋；热淋。

【用量用法】10克。

9. 乌梢蛇

【性味归经】甘，平。归肝经。

【功效应用】祛风通络、止痉。可用于风湿顽痹、惊痫、皮肤疥癣及麻风病。

【用量用法】3～12克。多研末用，或浸酒服。

【用药忌宜】血虚生风者忌用。

10. 乌梅

【性味归经】酸，平。归肝、脾、肺、大肠经。

【功效应用】①敛肺：用治肺虚久咳。②涩肠：用治久泻久痢。③生津：用治虚热口渴。④安蛔：用治蛔厥腹痛。

【用量用法】10～15克。

【用药忌宜】本品酸涩收敛，内有实热积滞者不宜单用。

11. 木瓜

【性味归经】酸，温。归肝、脾经。

【功效应用】①舒筋活络：适用于风湿痹证，手足麻木，腰膝疼痛，筋骨无力。②化湿和胃：主治湿浊伤中，吐泻转筋；脚气肿痛，冲心烦闷。此外，本品还可用治胃津不足，口干口渴，食少纳呆之症。

【用量用法】6～12克。

12. 火麻仁

【性味归经】甘，平。归脾、胃、大肠经。

【功效应用】①润肠通便：用治肠燥便秘。②润燥、杀虫：用治发落不生；疮癞。

【用量用法】10～15克。

【用药忌宜】本品食入量大，可引起中毒。症状为恶心、恶吐，腹泻，四肢麻木，失去定向力，抽搐，精神错乱，昏迷，瞳孔散大等。

13. 代代花

【性　　味】甘，微苦。

【功效应用】理气宽胸，开胃止呕。用于气郁不舒，胃脘痛，胸腹胀满。

【用量用法】3～4.5克。

14. 玉竹

【性味归经】甘，平。归肺、胃经。

【功效应用】①滋阴润肺：用于燥咳痰黏，阴虚劳咳。②养胃生津：用于热伤胃阴，舌干食少。

【用量用法】10～15克，清热养阴宜生用，滋补养阴宜制用。

15. 甘草

【性味归经】甘，平。归脾、胃、心、肺经。

【功效应用】①补脾益气：用治脾胃虚弱，中气不足，气短乏力，食少便溏。②润肺止咳：用治咳嗽气喘，适当配伍后，不论寒热虚实，皆可应用。③缓急止痛：用于腹中挛急作痛及四肢拘挛疼痛。④缓和药性：可用于缓解某些药物的毒性和烈性，并用以协调药物间的联合作用。此外，用治食物、药物、农药引起的中毒，有良好的解毒作用。

【用量用法】2~10克。清热解毒宜生用，补中缓急宜炙用。

【用药忌宜】反大戟、甘遂、芫花、海藻。大量久服可引起水肿，也应注意。湿盛中满者忌服。

16. 白芷

【性味归经】辛，温。归肺、胃、脾经。

【功效应用】①祛风除湿，通窍止痛：用治外感风邪，头痛，眉棱骨痛，牙痛，鼻渊，风湿痹痛，皮肤风湿瘙痒，妇女白带过多。②消肿排脓：用治疮疡肿毒。

【用量用法】5~15克。

【用药忌宜】阴虚血热者忌服，痈疽溃后宜渐减去。

17. 白果

【性味归经】甘、苦、涩，平，有小毒。归肺经。

【功效应用】①敛肺平喘：用治哮喘痰嗽，肺热痰喘，肺虚咳喘。②收涩止带：用治湿热或脾虚带下，白浊、小便频数等症。

【用量用法】5~10克。

【用药忌宜】生用毒性大，大量或生食易引起中毒，宜加注意。咳嗽痰稠不利者慎用。白果中毒性成分为银杏毒素，可损害中枢神经系统，出现恶心呕吐，腹痛腹泻，并可迅速出现头痛、惊厥、抽搐、呼吸困难、昏迷，最后死于心力衰竭和呼吸衰竭。

18. 白扁豆

【性味归经】甘，微温。归脾、胃经。

【功效应用】健脾化湿：用治脾虚挟湿证，暑湿证。

【用量用法】15克。

【用药忌宜】扁豆内含毒性蛋白质，生用有毒。

19. 白扁豆花

【性　　味】甘，平。

【功效应用】消暑化湿和胃：用治夏伤暑湿，发热泄泻或下痢，以及赤白带下等症。

20. 龙眼肉

【性味归经】甘，温。归心、脾经。

【功效应用】补心脾，益气血：用治心脾两虚证，气血双亏证。

【用量用法】9～15克。

【用药忌宜】内有郁火，痰饮气滞及湿阻中满者忌服，本品甘温滋润，不利于表邪的解除。

21. 决明子

【性味归经】甘、苦，微寒。归肝、大肠经。

【功效应用】①清肝明目：用治肝热或风热的目赤肿痛，青盲内障，雀目。②平肝潜阳：用治肝阳上亢，头目眩晕。③润肠通便：用治热结或肠燥便秘。

【用量用法】10～15克。生品，性较凉，清肝明目，祛风散热之力较强，多用于实证目疾；炒用，清肝疏风之力略减。

【用药忌宜】本品性寒降泄，故脾虚泄泻或低血压者忌用。

22. 百合

【性味归经】甘，寒。归肺、心经。

【功效应用】①润肺止咳：用治肺热久咳，痰中带血及劳热咳血等症。②清心安神：可治热病之后，余热未清，虚烦不安，失眠多梦等症。

【用量用法】10～30克。

23. 肉豆蔻

【性味归经】辛，温。归脾、胃、大肠经。

【功效应用】①涩肠止泻：主治中焦虚寒，脾虚久泻及脾肾虚寒，五更泻等。②温中行气：适用于中焦虚寒气滞，脘腹胀痛。

【用量用法】3～10克；入丸散剂每次1.5～3克。煨用可增强温中止泻之功。

【用药忌宜】湿热泻痢者忌用。

24. 肉桂

【性味归经】辛、甘，热。归肾、脾、心、肝经。

【功效应用】①补命门火：用治命门火衰证。②散寒温脾止痛：用治脘腹冷痛或吐泻；寒疝疼痛。③温煦气血：用治妇女经寒血滞诸症，产后瘀滞腹痛，阴疽，痈疡脓成不溃或久溃；气血虚证。

【用量用法】2～5克。

【用药忌宜】阴虚火旺，里有实热，忌用。

25. 余甘子

【性　　味】甘、微涩，凉。

【功效应用】清热利咽，润肺止咳。用于感冒发热、咽喉痛、咳嗽、口干、烦渴、牙痛、维生素C缺乏症。

【用量用法】生食或水煎服。每次10～30个。

【用药忌宜】脾胃虚寒者不宜多服。

26. 佛手

【性味归经】辛、苦，温。归肝、脾、胃、肺经。

【功效应用】①疏肝理气：用于肝郁气滞证，脾胃气滞证。②和中化痰：用于咳嗽痰多症。佛手花药力较为缓和。

【用量用法】3～9克。

【用药忌宜】阴虚火旺者慎用。

27. 杏仁

【性味归经】苦，微温；有小毒。归肝、大肠经。

【功效应用】①止咳平喘：用于风寒或风热咳嗽，燥热咳嗽，肺热咳喘。②润肠通便：用于肠燥便秘症。

【用量用法】10克。

【用药忌宜】炒杏仁，经炒后微去油脂，其苦泄之性减缓，多用于体虚脾弱者之咳喘症；杏仁霜，除去油脂，几无润肠通便作用，多用于大便易稀者的咳喘症。本品苦温泄肺，不宜于阴虚咳嗽或虚咳之症。大便溏泻者或婴儿应慎用，本品有小毒，勿过量，中毒症状轻者，头晕乏力，吐泻，腹痛，上腹部烧灼感，血压升高，呼吸加快；严重者，昏迷，痉挛。

附：甜杏仁

【性味归经】甘，平。归肺、大肠经。

【用量用法】内服：煎汤，10～15克；或入丸剂。外用：捣敷。

28. 沙棘

【性　　味】酸、涩，温。

【功效应用】止咳祛痰，消食化滞，活血散瘀。用于咳嗽痰多、消化不良、食积腹痛、跌仆瘀肿、瘀血经闭。

【用量用法】3~9克。

29. 牡蛎

【性味归经】咸，微寒。归肝、肾经。

【功效应用】敛阴潜阳，止汗涩精，化痰软坚。用治惊痫，眩晕，自汗，盗汗，遗精，淋浊，崩漏，带下，瘰疬，瘿瘤。

【用量用法】内服：煎汤，15~50克；或入丸、散。外用：研末干撒、调敷或作扑粉。

【用药忌宜】《本草经疏》："凡病虚而多热者宜用，虚而有寒者忌之"。

30. 芡实

【性味归经】甘、涩，平。归脾、肾经。

【功效应用】①补脾祛湿：用于久泻久痢。②益肾固精：用于滑精，遗溺，白带多。

【用量用法】10~15克。

31. 花椒

【性味归经】辛，热；有小毒。归脾、胃、肾经。

【功效应用】①温中止痛，止泻：用于脘腹冷痛，牙痛，泄泻。②杀虫：用于蛔虫痛，皮肤湿痒。

【用量用法】5克。

附：椒目

【性味归经】苦，寒；有毒。归脾、膀胱经。

【功效应用】①利水消肿：用于小便不利，水肿胀满，腹大如鼓。②平喘：用于水饮犯肺，喘不得卧。

【用量用法】5克。

32. 赤小豆

【性味归经】甘、酸，平。归心、小肠经。

【功效应用】①利水消肿：用于水肿，脚气。②利湿退黄：用于黄疸。③解毒排脓：用于热毒痈肿，丹毒。

【用量用法】15～25克。

33. 阿胶

【性味归经】甘，平。归肺、肝、肾经。

【功效应用】①补血止血：用于血虚证，吐衄崩漏等出血症。②滋阴润肺：用于阴虚证，虚劳喘咳，阴虚燥咳。此外还用治虚秘，血痢阴血被伤及阴虚小便不利等症。

【用量用法】5克。宜烊化冲服。

【用药宜忌】本品性质黏腻，有碍消化，故脾胃虚弱，不思饮食，或纳食不消，痰湿呕吐及泄泻者均不宜服。

34. 鸡内金

【性味归经】甘，平。归脾、胃、小肠、膀胱经。

【功效应用】①健脾消食：用于消化不良，食积不化，小儿疳积症。②固精止遗：用于遗尿，遗精等症。

【用量用法】5克。

35. 麦芽

【性味归经】甘，平。归脾、胃、肝经。

【功效应用】①消食和中：用于食积停滞，消化不良。②回乳：用于妇女断乳、乳房胀痛。麦芽既能回乳，又能通乳，回乳应大量用，通乳应小量生用。

【用量用法】10～15克。

36. 昆布

【性味归经】咸，寒。归肝、胃、肾经。

【功效应用】①消痰软坚：用于瘰疬，瘿瘤。②利水：用于脚气浮肿及水肿。

【用量用法】10～15克。

37. 大枣

【性味归经】甘，温。归脾、胃经。

【功效应用】①补中益气：用于中气不足证。②养血安神：用于血虚证，脏躁症。③缓和药性：与峻烈药同用，以缓和药性。

【用量用法】6粒。

【用药宜忌】本品味甘，壅湿滞气，令人中满，能助湿生痰蕴热。

38．罗汉果

【性味归经】甘，凉。归肺、大肠经。

【功效应用】润肺止咳：用于肺热或肺燥咳嗽，百日咳。

39．郁李仁

【性味归经】辛、苦、甘，平。归脾、大肠、小肠经。

【功效应用】①润肠通便：主治津伤肠燥，大便不通，兼有气滞腹胀者更佳。②利水消肿：可用于脚气浮肿及水肿腹满者。

【用量用法】5～12克。

40．金银花

【性味归经】甘，寒。归肺、胃、大肠经。

【功效应用】清热解毒：用于外感风热或温病初起，暑热，外疡内痈，热毒泻痢。

【用量用法】10～15克。通常生用，解表轻用，解毒宜重用，银花炭用于治疗血痢及便血。

附：忍冬藤

【性味归经】甘，寒。归肺、胃、大肠经。

【功效应用】均与金银花相似，尤多用于痈肿疮毒，又能祛风湿通经络，可用于风湿热痹，以及皮肤瘙痒，但疏散风热表邪的作用较弱。

【用量用法】15克。

41．青果

【性　　味】甘、酸，平。

【功效应用】清热，利咽，生津，解毒。用于咽喉肿痛、咳嗽、烦渴、鱼蟹中毒。

【用量用法】4.5～9克。

42．鱼腥草

【性味归经】辛，微寒。归肺经。

【功效应用】①清热解毒，排脓：用于肺痈，疮痈。②利尿通淋：用于热淋小便涩痛。

【用量用法】10～15克。

43. 生姜

【性味归经】辛，微温。归肺、脾经。

【功效应用】①发汗解表：用于外感风寒表证。②温中止呕：用于胃寒呕吐症。③温肺止咳：用于风寒咳嗽痰多症。④解毒：用于解鱼蟹及半夏、南星毒。

【用量用法】5克。

【用药忌宜】本品为辛温发散之物，故对表虚自汗及阴虚内热，或热盛之证均应忌用。

附：1. 生姜皮

【性　　味】辛，凉。

【功效应用】和中利水，消肿。

附：2. 干姜

【性味归经】辛，热。归脾、胃、心、肺经。

【功效应用】①温中：用于脾胃寒证。②回阳：用于亡阳证。③温肺化饮：用于寒饮咳喘。④温经止血：用于虚寒性出血。⑤祛寒湿：用于寒湿下侵之肾著病。

【用药忌宜】阴虚内热，血热妄行者忌用。

44. 枳椇子

【性　　味】甘，平。

【功效应用】止渴除烦，清湿热，解酒毒。用于中酒毒，烦渴呕逆，二便不利等症。

【用量用法】4.5～9克。

45. 枸杞子

【性味归经】甘，平。归肝、肾、肺经。

【功效应用】①滋肾补肝明目：用于肝肾阴虚诸症，阴血亏虚证，消渴。②润肺：阴虚劳嗽。

【用量用法】10～15克。

【用药忌宜】本品滋腻性虽小，但毕竟为味甘质润之品，故脾虚有湿及泄泻者忌服。

46. 栀子

【性味归经】苦，寒。归心、肺、胃、三焦经。

【功效应用】①泻火除烦：用于热病心烦，高热烦躁。②清热利湿：用于湿热黄疸，小便短赤，热淋，血淋。③凉血解毒：用于血热出血，痈肿疮毒，外用治扭挫伤。

【用量用法】煎服，6～10克。生栀子长于清热泻火，姜汁拌炒治烦呕，焦栀子及栀子炭常用于止血，栀子仁功善清心除烦，栀子皮兼清表热。

【用药忌宜】脾胃虚寒，便溏食少者忌用。

47. 砂仁

【性味归经】辛，温。归脾、胃经。

【功效应用】①行气，化湿，健脾：用于脾胃气滞，湿阻之证。②温中止泻：用于脾寒泄泻。③安胎：用于恶阻、胎动不安。

【用量用法】5～10克。

附：砂仁壳

【性味归经】辛，温。归脾、胃经。

【功效应用】功同砂仁而效弱：用于脾胃气滞轻证，脘腹胀满，食欲不振。

48. 胖大海

【性味归经】甘，寒。归肺、大肠经。

【功效应用】①清宣肺气，利咽疗哑：主治肺热郁闭，声音嘶哑，咽喉肿痛，痰热咳嗽。②清肠通便：适用于热结便秘所致的头痛，目赤，牙痛。

【用量用法】3～5枚。

49. 茯苓

【性味归经】甘、淡，平。归心、脾、肾经。

【功效应用】①利水渗湿：用于小便不利，水肿，痰饮。②健脾：用于脾气虚弱证。③安神：用于心悸，失眠。

【用量用法】15克。除去外皮之后的外层呈淡红色者，称赤茯苓；内层白色者，称白茯苓；中间有细松根穿过者称茯神，或抱木神。赤茯苓偏于利湿，白茯苓偏于健脾，茯神用以安神。

50. 香橼

【性味归经】辛、微苦、酸，温。归肝、脾、肺经。

【功效应用】疏肝理气，和中化痰：用于肝失疏泄，脾胃气滞，痰湿壅滞，咳嗽痰多之症。

【用量用法】3～9克。

51. 香薷

【性味归经】辛，微温。归肺、脾、胃经。

【功效应用】发汗解表，化湿和中，利水消肿：用于阴暑症，水肿脚气，小便不利。

【用量用法】煎服，3~10克。利水退肿须浓煎。

【用药忌宜】本品辛温发汗之力较强，表虚有汗及阳暑证当忌用。

52. 桃仁

【性味归经】苦，平。归心、肝、大肠经。

【功效应用】①活血祛瘀：主治血瘀诸症及内痛，妇女血分瘀滞所致之闭经、痛经、产后瘀阻腹痛、癥瘕及外伤瘀肿作痛等症，肺痈咳吐脓血，肠痈腹痛。②润肠通便：主治津伤肠燥，大便秘结。此外，用治痰咳气喘，尚有止咳之功。

【用量用法】6~10克，捣碎，入煎剂。

53. 桑叶

【性味归经】苦、甘，寒。归肺、肝经。

【功效应用】凉血止血：血热吐血证。

【用量用法】5~10克。一般多生用；肺热燥咳宜蜜炙用。

54. 桑椹

【性味归经】甘，寒。归心、肝、肾经。

【功效应用】①滋肾补血：用于阴亏血虚证。②生津：用于津伤口渴，消渴。

55. 橘红

【性味归经】辛、苦，温。归肺、脾经。

【功效应用】散寒燥湿，利气消痰：用于风寒咳嗽，喉痒痰多，食积伤酒，呕恶痞闷。

【用量用法】3~6克。

56. 桔梗

【性味归经】苦、辛，平。归肺经。

【功效应用】①宣肺祛痰：主治风寒、风热咳嗽及痰阻气滞，咳嗽胸闷者。②排脓：可治肺痈吐脓，咳喘胸痛。③利咽：用治咽痛音哑。

【用量用法】3～10克。

57. 益智仁

【性味归经】辛，温。归脾、肾经。

【功效应用】①温脾开胃摄唾：主治中焦虚寒，食少，多唾及腹痛便溏等症，每与温中益气药同用。②温肾固精缩尿：适用于肾阳不足，下元虚冷，失其固秘，症见遗精，遗尿，尿频，尿有余沥等症。

【用量用法】3～6克。

【用药忌宜】阴虚火旺及有湿热者忌服。

58. 荷叶

【性　　味】苦、涩，平。

【功效应用】清暑利湿，升阳止血：用于夏日暑湿证及血热出血证。

59. 莱菔子

【性味归经】辛、甘，平。归脾、胃、肺经。

【功效应用】①消食除胀：用于食积不化、中焦气滞证。②降气化痰：用于痰壅气喘咳嗽症。

【用量用法】10～15克。

60. 莲子

【性味归经】甘、涩，平。归脾、肾、心经。

【功效应用】①补脾止泻：用于脾虚久泻。②益肾固精：用于肾虚遗精，滑精，带下。③养心安神：用于虚烦，惊悸，失眠。

【用量用法】10～15克。

附：1. 莲子心

【性　　味】苦，寒。

【功效应用】清心去烦，止血涩精：用于温病烦热神昏，血热吐衄及崩漏等症。

附：2. 莲须

【性　　味】甘、涩，平。

【功效应用】清心固肾，涩精止血：用于梦遗滑精，遗尿尿频，吐血衄血崩漏等症。

附：3. 莲房

【性　　味】苦、涩，温。

【功效应用】消瘀止血：用于崩漏下血，尿血等多种出血症，痔疮脱肛，皮肤湿疹。

61. 高良姜

【性味归经】辛，热。归脾、胃经。

【功效应用】温脾胃：用于脘腹冷痛，呕吐，泄泻。

【用量用法】5～10克。

【用药忌宜】阴虚有热者忌用。

62. 淡竹叶

【性味归经】甘、淡，寒。归心、胃、小肠经。

【功效应用】①清热除烦：用于烦热口渴；口舌生疮。②利尿通淋：用于小便不利，淋涩疼痛。

【用量用法】10克。

63. 淡豆豉

【性味归经】苦、辛，凉。归肺、胃经。

【功效应用】①解表：用于外感风寒，或风热的发热，恶风寒，头痛。②宣发郁热（除烦）：用于热病胸中烦闷，虚烦不眠。

【用量用法】10～15克。

64. 白菊花

【性味归经】辛、甘、苦，微寒。归肺、肝经。

【功效应用】①疏风清热：用于感冒风热及温病初起之证。②平肝明目：用于肝经风热或肝阳上亢之目疾、头晕。③解毒：用于疔疮肿毒。

【用量用法】5～10克。外感风热，清热明目和平肝多用白菊花。

附：金菊花

【性味归经】辛、甘、苦，微寒。归肺、肝经。

【功效应用】平肝明目：用于肝经风热或肝阳上亢之目疾、头晕。

【用量用法】5～10克。

65. 菊苣

【性味归经】苦，寒。归肺、胆、脾、大肠、小肠经。

【功效应用】清热燥湿，泻火解毒，止血，安胎。用于湿温、暑温胸闷呕恶，湿热痞满，泻痢，黄疸，肺热咳嗽，高热烦渴，血热吐衄，痈肿疮毒，胎动不安。

【用量用法】3～9克。

66. 黄芥子

【性味归经】辛，温。归肺经。

【功效应用】温肺化痰，止咳平喘，消肿散结。用于寒痰壅肺，咳嗽气喘，痰饮停聚，胸满胁痛等。研末外敷，可用于寒痰哮喘。也可用于痰湿阻滞经络所致的肢体关节疼痛、麻木，以及阴疽流注等症。

【用量用法】每服3～10克，入煎、丸、散剂。

【用药忌宜】肺虚久嗽，阴虚火旺及胃热盛者忌用。

附：白芥子

【性味归经】辛，温。归肺经。

【功效应用】①温肺祛痰：用于寒痰壅肺，痰饮气逆。②利气散结，通络止痛：用于痰湿阻滞经络，阴疽流注，瘰疬痰核。

【用量用法】10克。

【用药忌宜】本品辛散，每易耗气助火，故肺虚久咳，阴虚火旺及胃火炽盛者忌用，本品不宜久煎，不宜过量，否则易致腹泻，本品外敷有发泡作用。

67. 黄精

【性味归经】甘，平。归脾、肺、肾经。

【功效应用】①滋阴润肺：用于阴虚劳嗽，肺燥咳嗽，肾虚精亏，消渴。②补脾益气：用于脾胃虚弱证。

【用量用法】10～15克。

【用药忌宜】本品味甘性平，作用缓和，故可作为久服滋补之品，本品质滋黏腻，易助湿滞气。

68. 紫苏叶

【性味归经】辛，温。归肺、脾经。

【功效应用】①发表散寒：用于外感风寒证。②行气宽中：用于脾胃气滞证。③安胎：用于胎动不安。④解鱼蟹毒：用于鱼蟹中毒引起的腹痛吐泻症。

【用量用法】5克。

【用药忌宜】本品辛散耗气，对温病或气虚表虚者忌服。

附：苏梗

【性味归经】辛、甘，微温。归肺、脾、胃经。

【功效应用】宽胸利膈，顺气安胎：用于胸腹气滞，痞闷作胀及胎动不安，腹胁胀痛。

69. 苏子

【性味归经】辛，温。归肺、大肠经。

【功效应用】①止咳平喘：痰涎壅盛，气逆喘咳。②润肠通便：肠燥便秘证。

【用量用法】5克。炒苏子药性较和缓，炙苏子则润肺止咳之功效优，本品有滑肠耗气之弊，故肠滑气虚者忌用。紫苏素有苏叶、苏梗、苏子之分，其功用各有所偏，苏叶以疏散表邪见长，苏梗以利气宽中功专，苏子则以降逆消痰为优。

70. 葛根

【性味归经】甘、辛，平。归脾、胃经。

【功效应用】解表退热，生津止渴，止泻。用于表证发热，无汗口渴，头痛，颈强，麻疹不透，泄泻，痢疾。退热生用，止泻煨熟用。

【用量用法】5~10克。

71. 黑脂麻

【性味归经】甘，平。归肝、肾经。

【功效应用】①补益精血：用于精血亏虚证。②润燥滑肠：用于肠燥便秘。

【用量用法】5克。

72. 黑胡椒

【性味归经】辛，热。归胃、大肠经。

【功效应用】温中止痛。用于肠胃有寒，脘腹疼痛，呕吐泄泻。

【用量用法】煎服，每次2~4克；研粉吞服，每次0.5~1克。

73. 槐米

【性　　味】苦，微寒。

【功效应用】凉血止血，清肝泻火。用于便血、痔血、血痢、崩漏、吐血、衄血、肝热目赤、头痛眩晕。

【用量用法】4.5～9克。

74. 槐花

【性味归经】苦，微寒。归肝、大肠经。

【功效应用】①凉血止血：用于便血，痔血，尿血，崩漏，咯血，衄血等症。②清肝泻火：用于肝热目赤、头胀头痛、眩晕。

【用量用法】10～15克。凉血泻火，降血压宜生用；止血宜炒用或用槐花炭。

附：槐角

【性味归经】苦，寒。归肝、大肠经。

【功效应用】功用与槐花相似，但止血作用较槐花为逊。

75. 蒲公英

【性味归经】苦、甘，寒。归肝、胃经。

【功效应用】①清热解毒：用于痈肿疮疡，乳痈，肠痈，喉痹，目赤肿痛。②利湿通淋：用于湿热黄疸，热淋。

【用量用法】10克。

【用药忌宜】用量过大，可致腹泻。

76. 蜂蜜

【性味归经】甘，平。归脾、肺、大肠经。

【功效应用】①补中缓急：用于中虚腹痛。②润肺止咳：用于肺虚咳嗽，燥邪犯肺。③滑肠通便：用于肠燥津亏症。④解毒：用于疮疡，烫伤及目疾；用于炮制中药，解乌头毒。

【用量用法】可单用本品30～60克冲服。

【用药忌宜】本品味甘质滋腻，易助湿滞气，令人中满，故痰湿内蕴所致中满痞胀，呕吐纳呆及痰浊咳喘等症均忌服。

77. 榧子

【性味归经】甘，微温。归肺、胃、大肠经。

【功效应用】杀虫消积，润肺化痰，滑肠消痔，健脾补气，去瘀生新：主治虫积腹痛，小儿疳积，肺燥咳嗽，便秘，痔疮，体虚脚弱，小儿遗尿等病症。

78. 酸枣仁

【性味归经】甘，平。归心、肝经。

【功效应用】①养心安神：用于血虚心烦失眠。②敛汗：用于体虚多汗，盗汗等症。

【用量用法】15克。

【用药忌宜】生用性偏凉，宜于阴虚失眠有热者；炒用性偏温，适于心脾两虚，心悸，纳少，多汗者。有实邪郁火，如湿痰邪热所致的心神不安者忌用。

79. 鲜白茅根

【性　　味】甘，寒。

【功效应用】凉血，止血，清热利尿：用于吐血、衄血、崩漏，白淋，肾炎水肿，热病烦渴。

【用量用法】9~15克，水煎服或配伍应用。

附：白茅花

【性　　味】甘，平。

【功效应用】止血：用于衄血，咯血，吐血，外敷可治创伤引起的皮肤出血。

80. 鲜芦根

【性　　味】甘，寒。

【功效应用】清热生津，除烦，止呕，利尿：用于热病烦渴、胃热呕哕、肺热咳嗽、肺痈吐脓、热淋涩痛。

81. 蝮蛇

【功效应用】祛风、镇静、解毒止痛、强壮、下乳。

82. 橘皮

【性味归经】辛、苦，温。归脾、肺经。

【功效应用】①理气调中：用于脾胃气滞证，脾胃气虚，运化不良症。②燥湿化痰：用于湿浊中阻症，痰湿壅滞、肺失宣降证。

【用量用法】5~10克。

【用药忌宜】本品辛散苦燥，温能助热，故舌赤少津，内有实热者慎用，气虚及阴虚燥咳者不宜用，吐血证慎用，久服多服损人元气。

附：1. 橘络

【性　　味】甘、苦，平。

【功效应用】宣通经络，行气化痰：用于痰滞经络，咳嗽胸胁作痛。

附：2. 橘红

【性　　味】苦、辛，温。

【功效应用】理气宽中，燥湿化痰：用于咳嗽痰多及食积不化症而无热象者。

附：3. 橘叶

【性　　味】辛、苦，平。

【功效应用】疏肝行气，消肿散结：用于胁肋作痛，乳痛，乳房结块及癥瘕等。

附：4. 化橘红

【性味归经】苦、辛，温。归肺、脾、胃经。

【功效应用】理气宽中，燥湿化痰，兼消食：用于咳嗽痰多及食积不化等症无热象者。

附：5. 橘核

【性　　味】苦，平。

【功效应用】行气散结止痛：用于疝气，睾丸肿痛及乳房结块。

83. 薄荷

【性味归经】辛、凉。归肺、肝经。

【功效应用】止痛止痒，散热，辟秽，解毒。主治外感风热，头痛，目赤，咽喉肿痛，食滞气胀，口疮，牙痛，疮疥，风疹。

【用量用法】内服：煎汤（不宜久煎），4~10克。或入丸、散。外用：捣汁或煎汁涂。

84. 薏苡仁

【性味归经】甘淡，微寒。归脾、胃、肺经。

【功效应用】①利湿健脾：用于水肿，脚气，淋病；湿温病。②利湿除痹：用于痹证。③清热排脓：用于肺痈，肠痈。

85. 薤白

【性味归经】辛、苦，温。归肺、胃、大肠经。

【功效应用】①通阳散结：用于痰浊胸痹证。②行气导滞：用于泻痢后重症。

【用量用法】5～10克。

86. 覆盆子

【性味归经】甘、酸，平。归肝、肾经。

【功效应用】补肝肾，缩小便，助阳，固精，明目。用于治阳痿，遗精，溲数，遗溺，虚劳，目暗。

【用量用法】内服：煎汤，7.5～15克；浸酒、熬膏或入丸、散。

87. 藿香

【性味归经】辛，微温。归脾、胃、肺经。

【功效应用】①发表解暑：主治暑月外感，内伤生冷，恶寒发热，吐泻腹痛，或湿温初起，发热胸闷有表证者。②化湿和中：适用于湿阻中焦，脘腹胀满，纳呆呕恶，适当配伍可用治多种呕吐。

【用量用法】5～10克；鲜品加倍。不宜久煎。

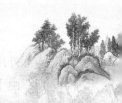

附录 二

中医食疗学测试题

试题一

一、判断题

1. 在《后汉书》的成书时代就有了药膳这一中医特有的剂型应用。（ ）

2. 患泄泻，属湿热内蕴证，宜食马齿苋。（ ）

3. 《食疗本草》是我国第一部药膳学专著，也是世界上最早的"药用食物"专著。（ ）

4. 张仲景强调清淡饮食，主张"常淡食""每食不必重肉，喜生百病"，并强调"不得夜"。（ ）

5. 春季阳气升发，万物萌芽，宜保护体内阳气，应选用温养阳气的食物或药物。（ ）

6. 仲春为春季中期，为天气变化较大之时，气温骤冷骤热，变化较大，饮食应以清淡为主。（ ）

7. 调剂食物要看四季的气候，饭食宜温，羹宜热，酱宜凉，饮宜冷。（ ）

8. 山药、白芷、槐米都属于药食两用型食物。（ ）

9. 所有甜味的糖类都有一定的解毒作用，而白糖由于糖分的含量非常高，效果比较快。（ ）

10. 五味之枣果肉味甘酸、性温，归肺、大肠经；具有润肺、止咳平喘、生津止渴的功效；可用于胃阴不足、口渴咽干等症。（ ）

11. 辛味食物具有发散、行气或润养等作用，多用于表证、气滞血瘀、食欲不振、痰湿内停。如葱、生姜、胡椒等，对于感冒恶寒、发热、鼻塞流涕、咳嗽，以及肝胃气滞饮食不香、胃脘不适有很好的作用。（ ）

12. 中医的饮食病因主要有饥饱失常，饮食不洁和五味偏嗜。（ ）

13. 热性病患者，忌食鱼、虾、蟹等腥膻发物及辛辣刺激性食物等。（ ）

14. 中医食疗有广义狭义之分，狭义的就是以食为药，有些食物可以像药物一样

外用，也可以口服进入消化系统。（　　）

15. 由于饥饱失常而导致的疾病，虽均属于饮食不节，但必须加以区别。（　　）

16. 《灵枢·刺节真邪》曰："积之成者，正气不足，而后邪气踞之。"（　　）

17. 药膳食疗组合与应用都必须以中医理论为基本原则，中药、食物、调味品可以随意搭配。（　　）

18. 中医说羊肉性温热，益气补虚，适合虚寒体质。（　　）

19. 黑木耳味甘，补中益气，养血安神。（　　）

20. 食物的升浮沉降性能概念与食物的气与味有密切关系。（　　）

21. 酒炒则降，姜汁炒则散，醋炒则收敛，盐水炒则下行。（　　）

22. 苹果、菠萝、葡萄等为主要原料制成的果汁性味比较平和；而蔬菜汁中常见的胡萝卜汁性味是不平和的。（　　）

23. 糖尿病的患者，可以经常吃些决明子粥、芹菜粥。（　　）

24. 药酒是一种加入中药的酒，具有保健作用，可过量使用。（　　）

25. 广东著名中医邓铁涛的经验是，黄芪轻用则降压，重用则升压。（　　）

26. 对于肥胖的中医食疗要符合中医治疗肥胖的原则，主要有两个方面：一是补法，二是活血化瘀法。（　　）

27. 饮食口味各归五脏，影响着脏腑的机能，以达到防治疾病的效果。（　　）

28. 在五味中，甘味是人体生命摄入的主体食物味道，其他四味，均只作为调味品少量摄入，而只有甘味要大量食入。（　　）

29. 医生又称医工，将其分为3种，即食医、疾医、疡医。（　　）

30. 食医的地位最高，需要其他医士支持其工作。（　　）

二、单项选择题

1. （　　）是肿瘤发生、发展过程中的主要矛盾。因虚而致肿瘤，因肿瘤而致虚，虚中夹实，以虚为本。
   A. 内虚　　　B. 气虚　　　C. 血虚　　　D. 神虚

2. 中医食疗学的特点有（　　）、（　　）、安全性、有效性、应用广泛、易于接受、综合干预。
   A. 整体性 可行性　　　　　B. 实际性 整体性
   C. 整体性 辨证性　　　　　D. 辨证性 可行性

3. 据《周礼天官》记载，周代医生分为4种，即（　　）、（　　）、疡医、兽医等。
   A. 食医 中医　　B. 食医 疾医　　C. 疾医 中医　　D. 中医 游医

4. 中医认为食物具有四性，可分为（　　）。
   A. 寒、热、温、凉　　　　　B. 热、寒、辛、辣
   C. 酸、甜、苦、咸　　　　　D. 甘、淡、辛、苦

5. 中医食疗学是在（　　）理论指导下进行的。

    A. 气功学说　　　B. 针灸学　　　　C. 中医理论　　　D. 热能与营养

6. 中医食疗学包含（　　）。

    A. 食物营养、食疗和药膳　　　　　B. 膳食补充

    C. 补充维生素　　　　　　　　　　D. 服用中药汤剂

7. 从目前来说五谷主要是指稻（　　）、稷、（　　）、菽这五种谷物，都是我们的主食，结合现代营养学的分类可以扩展到（　　）、薯类以及其他杂粮，这就是五谷的内容。

    A. 粟 麦 豆类　　B. 粟 黍 豆类　　C. 粟 麦 谷类　　D. 黍 麦 豆类

8. 中医食疗可以（　　）。

    A. 调整人体阴阳　　B. 补充能量　　　C. 补充蛋白质　　D. 以上均是

9. 我国第一部食疗学专著是（　　）。

    A.《黄帝内经》　　B.《本草纲目》　　C.《食疗本草》　　D.《救荒本草》

10. 中医食疗学认为阳虚患者应忌以下哪类食物（　　）。

    A. 温热类食物　　B. 寒凉类食物　　C. 温补类食物　　D. 油煎类食物

11. 按照中医学基本理论，所有的食物均可分为苦、甘（淡）、（　　）、（　　）、（　　）五大类，习惯上称为五味。

    A. 酸甜辣　　　B. 辣辛咸　　　C. 酸甜咸　　　D. 酸辛咸

12. 含水分多的食物属（　　），干燥的、晒干的食物则属（　　）。新鲜的香菇属（　　），晒干的香菇属（　　）。

    A. 偏阳 偏阴 阳 阴　　　　　　　B. 偏阳 偏阴 阴 阳

    C. 偏阴 偏阳 阴 阳　　　　　　　D. 偏阴 偏阳 阳 阴

13. 龙眼肉嫩味甜，含有丰富的营养物质，它的功效为（　　）。

    A. 补气血，益心脾，安心神　　　　B. 健脾胃，化湿浊

    C. 利水湿，消浮肿　　　　　　　　D. 清暑热，生津

14. 杏的功用为（　　）。

    A. 止咳平喘、生津止渴　　　　　　B. 生津止渴、安蛔止痛

    C. 涩肠止泻、敛肺止咳　　　　　　D. 和胃止呕、涩肠止泻

15. 中医学认为，肝主（　　），与人体整体的功能相关，西医则主要关注的是肝脏这一个脏器的功能。

    A. 疏泄和藏血　　　　　　　　　　B. 疏泄和运化

    C. 运化和藏血　　　　　　　　　　D. 统血和升清

16. 黄芪适合（　　）的人，而身体十分干瘦结实的人则不宜。

    A. 脾虚寒湿型　　B. 脾虚湿热型　　C. 气虚湿热型　　D. 气虚脾湿型

17. 根据食物的性味分类，五味中（　　）食物最多。

    A. 酸味　　　　B. 苦味　　　　C. 甘味　　　　D. 辛味

18. 淡味中医将之归于（　　）范围。
A. 酸味　　　　　B. 苦味　　　　　C. 甘味　　　　　D. 辛味

19. 常用的食物中平性食物数量（　　）温性食物。
A. 多于　　　　　B. 不多于　　　　C. 少于　　　　　D. 不少于

20. 中医饮食养生又叫（　　）。
A. 食养　　　　　B. 食补　　　　　C. 食疗　　　　　D. 食节

试题二

一、判断题

1. 《千金食治》记载芹菜，味苦、酸、冷涩，无毒。益筋力，去伏热。（　　）

2. 药粥不能像普通的粥那样随意食用，而必须要讲究药物的对症原则，不可盲目食用。（　　）

3. 滋补类药物及质地坚硬厚实的药物，煎煮时间不宜过长。（　　）

4. 一般情况下，煮粥是用急火煎沸，慢火煮至成粥的办法。（　　）

5. 糖尿病的患者，可以经常吃些决明子粥、芹菜粥。（　　）

6. 温性食物多具有增体力、强身体的功效，有的原料还具有补气血的特点。（　　）

7. 韭菜口感辛辣、微酸，性味属辛温。（　　）

8. 阴阳失调是肿瘤发生、发展变化的基本病机。（　　）

9. 《灵枢·刺节真邪》曰："积之成者，正气不足，而后邪气踞之。"（　　）

10. 对于肥胖的中医食疗要符合中医治疗肥胖的原则，主要有两个方面：一是补法，二是活血化瘀法。（　　）

11. 芳香味的中药具有化湿醒脾、开窍醒脑、辟秽化浊等功效，如藿香、芫、香椿、茴香等。（　　）

12. 胃阴不足应食含水分较多的水果，不宜食干果。（　　）

13. 孙思邈在《千金方》中并设"食治"专篇，指出："食能排邪而安脏腑，悦神爽志以资血气。若能用食平疴、释情遣疾者，可谓良工"，特别强调饮食的作用，说明饮食与心理调节的相关性。（　　）

14. 五畜之羊肉性温热，益气补虚，适合虚寒体质者。身体瘦弱、怕冷、吃凉东西后容易胃痛腹泻的人最适合吃羊肉。（　　）

15. "不时，不食"，就是说不是这个季节的食物不要去食用，所以我们在选用食材的时候应根据时节。（　　）

16. 南方春季阴雨连绵、湿气困脾，宜食健脾运湿的药膳。（　　）

17. 冬天的日常膳食，可尽量多食些"肥甘厚味"的食品。（　　）

18. 按照五行理论，黑色配属于肾，肾与冬相应，黑色入肾。（　）

19. 南方地势低下多潮湿，易于湿困脾虚，饮食菜肴中宜多用辛辣之品，像四川地区就喜食辛辣食物。（　）

20. 食疗基于营养，成分容易被有机化，易于吸收，而药疗却有着复杂的药理过程，不易在机体同化。（　）

21. 属阳的食物最大的特点是性温性热，味辛气重，药性向下，它们的主要功能是让身体内的阳气下降，所以，当人体内的阴气太盛，内寒太大之时，就可以用它来提升阳气，温经散寒。（　）

22. 螃蟹含有丰富的蛋白质及微量元素，对身体有很好的滋补作用，属温补性食物。（　）

23. 当解表发汗的中药与醋配合时，醋会促进人体汗孔的收缩，还会破坏中药中的生物碱等有效成分，从而干扰中药的发汗解表作用。（　）

24. 辛味食物具有发散、行气或润养等作用，多用于表证、气滞血瘀、食欲不振、痰湿内停。如大葱、生姜、芫荽、薄荷等，辛味等于辣味。（　）

25. "淡薄之中滋味长"说的既是人生体悟，又是养生真谛，从食疗角度来讲，应多食清淡，反对荤食。（　）

26. 在五味中，甘味是人体生命摄入的主体食物味道，其他四味，均只作为调味品少量摄入，而只有甘味要大量食入。（　）

27. 所有甜味的糖类都有一定的解毒作用，而白糖由于糖分的含量非常高，效果比较快。（　）

28. 调剂食物要看四季的气候，饭食宜温，羹宜热，酱宜凉，饮宜冷。（　）

29. 食物的升浮沉降性能概念与食物的气与味有密切关系。（　）

30. 梅子、石榴、苦瓜、茶叶、海带、海蜇等，这类食物体现出来的特性就是升浮。（　）

二、单项选择题

1. （　）是肿瘤发生、发展过程中的主要矛盾。因虚而致肿瘤，因肿瘤而致虚，虚中夹实，以虚为本。
   A. 内虚　　　B. 气虚　　　C. 血虚　　　D. 神虚

2. 我国第一部食疗学专著是（　）。
   A. 《黄帝内经》　　　B. 《本草纲目》
   C. 《食疗本草》　　　D. 《救荒本草》

3. 《本草拾遗》有云：药中用之，当取二三年醋良。注意，除（　）外，其他醋都不入药。
   A. 香醋　　　B. 米醋　　　C. 陈醋　　　D. 麸醋

4. "虚者补之，寒者温之"，这里要注意的是温补补的是（　），绝不是单纯的体温。

    A. 阴气   B. 精气   C. 清气   D. 阳气

5. 根据食物的性味分类，五味中（   ）食物最多。

    A. 酸味   B. 苦味   C. 甘味   D. 辛味

6. 具有清热生津、和胃降逆功效，用于治疗反胃，朝食暮吐、暮食朝吐的食物是（   ）。

    A. 甘蔗   B. 橘子   C. 桃子   D. 苹果

7. 中医食疗学的特点有（   ）、（   ）、安全性、有效性、应用广泛、易于接受、综合干预。

    A. 整体性 可行性   B. 实际性 整体性

    C. 整体性 辨证性   D. 辨证性 可行性

8. 我国第一部有名的营养学专著是（   ）。

    A. 《饮膳正要》   B. 《本草纲目》

    C. 《食疗本草》   D. 《黄帝内经》

9. 正气是泛指人体一切（   ）。

    A. 正常机能活动   B. 正常抗病康复能力

    C. 正常机能活动和抗病康复能力   D. 超常机能活动和抗病康复能力

10. 气是构成人体的（   ）物质。

    A. 基本   B. 根本   C. 主要   D. 核心

11. 四气调神是指人们为了顺应（   ）更迭的自然变化而主动采取各种调摄形神的方法。

    A. 阴阳   B. 寒暑   C. 时令   D. 冷热

12. 夏季天气炎热，宜食（   ）以清热解暑。

    A. 绿豆   B. 香菜   C. 羊肉   D. 百合

13. 以下（   ）属于寒性的食物。

    A. 马齿苋   B. 干姜   C. 韭菜   D. 肉桂

14. 饮食养生保健是在中医理论指导下，应用（   ）来保健强身、防治疾病，促进机体健康的一种方法。

    A. 药物   B. 食物   C. 气功   D. 针灸

15. 以下（   ）属于热性的食物。

    A. 马齿苋   B. 苦瓜   C. 肉桂   D. 绿豆

16. 三伏天暑湿较重，宜食（   ）等化湿之物。

    A. 冬瓜   B. 香菜   C. 苦瓜   D. 百合

17. 女性又以（   ）为基础。

    A. 阴   B. 阳   C. 精   D. 血

18. 愉悦过度也会导致（　　）。

  A. 疾病   B. 失眠   C. 头痛   D. 神萎

19. 直接主导了中医养生学的形成是（　　）。

  A.《黄帝内经》   B. 道家思想

  C. 儒家思想   D.《周易》

20. 下列哪项是易胀气和涩肠类食物（　　）。

  A. 小麦   B. 大豆   C. 玉米   D. 芋头

试题三　中医食疗学期末测试卷

一、判断题

1. 名医孙思邈在《伤寒论·辨厥阴症脉症并治》中说："食以索饼，不发热者，知胃气尚在，必愈"。（　　）

2. 属阳的食物最大的特点是性温性热，味辛气重，药性向下，它们的主要功能是让身体内的阳气下降，所以，当人体内的阴气太盛，内寒太大之时，就可以用它来提升阳气，温经散寒。（　　）

3. 五味之枣果肉味甘酸、性温，归肺、大肠经；具有润肺、止咳平喘、生津止渴的功效；可用于胃阴不足、口渴咽干等症。（　　）

4. 苹果、菠萝、葡萄等为主要原料制成的果汁性味比较平和；而蔬菜汁中常见的胡萝卜汁性味是不平和的。（　　）

5. 韭菜口感辛辣、微酸，性味属辛辣。（　　）

6. 孙思邈在《千金方》中并设"食治"专篇，指出："食能排邪而安脏腑，悦神爽志以资血气。若能用食平疴、释情遣疾者，可谓良工"，特别强调饮食的作用，说明饮食与心理调节的相关性。（　　）

7. 这一事物对另一事物的生长和功能具有抑制和制约的作用。五行之间有这种相克关系，就称为五行相生。（　　）

8. 南方地势低下多潮湿，易于湿困脾虚，饮食菜肴中宜多用辛辣之品，像四川地区就喜食辛辣食物。（　　）

9. 凡是药物，其性味之偏较大，多有毒，作用猛烈，所以一般用来攻邪。（　　）

10. "淡薄之中滋味长"说的既是人生体悟，又是养生真谛，从食疗角度来讲，应多食清淡反对荤食。（　　）

11. 所有甜味的糖类都有一定的解毒作用，而白糖由于糖分的含量非常高，效果比较快。（　　）

12. 调剂食物要看四季的气候，饭食宜温，羹宜热，酱宜凉，饮宜冷。（　　）

13. 辛味食物具有发散、行气或润养等作用，多用于表证、气滞血瘀、食欲不振、痰湿内停。（ ）

14. 患泄泻，属湿热内蕴证，宜食马齿苋。（ ）

15. 梅子、石榴、苦瓜、茶叶、海带、海蜇等，这类食物体现出来的特性就是升浮。（ ）

16. 温性食物多具有增体力、强身体的功效，有的原料还具有补气血的特点。（ ）

17. 龟鹿二仙膏以补肾为主，秋梨膏用于养血补虚。（ ）

18. 阴阳失调是肿瘤发生、发展变化的基本病机。（ ）

19. 《灵枢·刺节真邪》曰："积之成者，正气不足，而后邪气踞之。"（ ）

20. 中医学认为羊肉性温热，益气补虚，适合虚寒体质。（ ）

21. 黑木耳味甘，补中益气，养血安神。（ ）

22. 当解表发汗的中药与醋配合时，醋会促进人体汗孔的收缩，还会破坏中药中的生物碱等有效成分，从而干扰中药的发汗解表作用。（ ）

23. 食疗面点主要可以分为八大类别。（ ）

24. 药粥不能像普通的粥那样随意食用，而必须要讲究药物的对症原则，不可盲目食用。（ ）

25. 气虚体质可选择饮用干姜茶、肉桂茶、附子茶等具有温热功能的茶饮，但应注意不宜过饮。（ ）

26. 糖尿病的患者，可以经常吃些决明子粥、芹菜粥。（ ）

27. 药酒随所用药物的不同而具有不同的性能，用补者有补血、滋阴、温阳、益气的不同，用攻者有化痰、燥湿、理气、行血、消积等的区别，因而不可一概用之。（ ）

28. 一般情况下，煮粥是用急火煎沸，慢火煮至成粥的办法。（ ）

29. 性味平和的饮料在饮用时没有太多的禁忌。（ ）

30. 滋补类药物及质地坚硬厚实的药物，煎煮时间不宜过长。（ ）

二、选择题

1. 从目前来说五谷主要是指稻、（ ）、稷、（ ）、菽这五种谷物，都是我们的主食，结合现代营养学的分类可以扩展到（ ）、薯类以及其他杂粮，这就是五谷的内容。
   A. 粟 麦 豆类　　　　　　　　B. 粟 黍 豆类
   C. 粟 麦 谷类　　　　　　　　D. 黍 麦 豆类

2. 五果指（ ）、（ ）、（ ）、栗、桃，各有食疗功效。
   A. 枣 李 梨　　B. 枣 李 瓜　　C. 枣 李 杏　　D. 瓜 李 杏

3. 含水分多的食物属（　　），干燥的、晒干的食物则属（　　）。新鲜的香菇属
   （　　），晒干的香菇属（　　）。
   A. 偏阳 偏阴 阳 阴　　　　　　　　B. 偏阳 偏阴 阴 阳
   C. 偏阴 偏阳 阴 阳　　　　　　　　D. 偏阴 偏阳 阳 阴

4. 《本草拾遗》有云：药中用之，当取二三年醋良。注意，除（　　）外，其他
   醋都不入药。
   A. 香醋　　　　B. 米醋　　　　C. 陈醋　　　　D. 麸醋

5. 中医认为，肝主（　　），与人体整体的功能相关，西医则主要关注的是肝脏
   这一个脏器的功能。
   A. 疏泄和藏血　　B. 疏泄和运化　　C. 运化和藏血　　D. 统血和升清

6. 辛辣、葱、姜、蒜、辣椒、花椒、韭菜、酒、烟等，为（　　）患者所忌。
   A. 内热证　　　　B. 湿热证　　　　C. 燥热证　　　　D. 虚热证

7. 黄芪适合（　　）的人，而身体十分干瘦结实的人则不宜。
   A. 脾虚寒湿型　　B. 脾虚湿热型　　C. 气虚湿热型　　D. 气虚脾湿型

8. "虚者补之，寒者温之"，这里要注意的是温补补的是（　　），绝不是单纯
   的体温。
   A. 阴气　　　　B. 精气　　　　C. 清气　　　　D. 阳气

9. 女性具有经带孕产的特点，在妇女月经期宜饮当归茶、益母草茶等具有
   （　　）功能的茶饮。
   A. 美颜护肤　　B. 解毒降脂　　C. 提神解郁　　D. 养血调经

10. 汉代名医（　　）在《伤寒论·辨厥阴症脉症并治》中说："食以索饼，不发
    热者，知胃气尚在，必愈。"
    A. 张仲景　　　　B. 孙思邈　　　　C. 华佗　　　　D. 李时珍

11. （　　）对人体能起到抑制、减弱作用，如酸味的收敛，苦味的泻火，以及咸
    味的泻下软坚，性属寒凉的一类，如梅子、石榴、苦瓜、茶叶、海带、海蜇
    等，这类食物体现出来的特性就是（　　）。
    A. 阴性食物 升浮　　　　　　　　B. 阳性食物 沉降
    C. 阴性食物 沉降　　　　　　　　D. 阳性食物 升浮

12. 妇女经期宜食有缓和的活血化瘀作用的（　　）。
    A. 栗子　　　　B. 苹果　　　　C. 桃子　　　　D. 香蕉

13. 具有清热生津、和胃降逆功效，用于治疗反胃，朝食暮吐、暮食朝吐的食物
    是（　　）。
    A. 甘蔗　　　　B. 橘子　　　　C. 桃子　　　　D. 苹果

14. 禽类动物中，营养价值比鸡肉好，被人称为"动物人参"的是（　　）。
    A. 鸭肉　　　　B. 鹌鹑　　　　C. 鸽子　　　　D. 鹅肉

15. 《神农本草经》是我国现存最早的一部药物学著作，它编辑成书约在（　　）。

　　A. 秦代　　　　　B. 汉代　　　　　C. 唐代　　　　　D. 宋代

16. （　　）时期，开始设置食医和食官。

　　A. 周朝　　　　　B. 汉代　　　　　C. 唐代　　　　　D. 宋代

17. 下列哪项是易胀气和涩肠类食物（　　）。

　　A. 小麦　　　　　B. 大豆　　　　　C. 玉米　　　　　D. 芋头

18. 蟹的性味归经正确的是（　　）。

　　A. 甘，寒　　　　B. 咸，凉　　　　C. 咸，寒　　　　D. 涩，凉

19. 既能养心安神，又能收敛止汗的食物是（　　）。

　　A. 浮小麦　　　　B. 小麦　　　　　C. 大米　　　　　D. 大豆

20. 水肿及咳嗽病人不宜食（　　）。

　　A. 辛　　　　　　B. 甜　　　　　　C. 盐　　　　　　D. 酸